久健堂：秦氏（扁鹊）无痛刮痧

王海永　著

江西科学技术出版社

图书在版编目（CIP）数据

久健堂：秦氏（扁鹊）无痛刮痧 / 王海永著 . ——
南昌：江西科学技术出版社，2019.11（2021.1重印）
ISBN 978-7-5390-7011-7

Ⅰ . ①久… Ⅱ . ①王… Ⅲ . ①刮搓疗法 Ⅳ .
① R244.4

中国版本图书馆 CIP 数据核字 (2019) 第 223315 号

国际互联网（Internet）地址：
http://www.jxkjcbs.com
选题序号：ZK2019229
图书代码：B19237–102

久健堂 ： 秦氏（扁鹊）无痛刮痧　　　　　　王海永 著

出版 发行	江西科学技术出版社
社址	南昌市蓼洲街 2 号附 1 号
	邮编：330009 电话：(0791)86623491 86639342(传真)
印刷	三河市元兴印务有限公司
经销	各地新华书店
开本	710mm×1000mm 1/16
字数	214 千字
印张	14
版次	2019 年 11 月第 1 版　第 1 次印刷
	2021 年 1 月第 1 版　第 2 次印刷
书号	ISBN 978-7-5390-7011-7
定价	88.00 元

赣版权登字 –03-2019-323

前　言

刮痧，起源于旧石器时代，与针灸、推拿、拔罐等同属于传统中医非药物疗法，被历代医家所重视，具有广泛的群众基础。

"痧"自"沙"衍变而来，原是指一种病症。因刮拭过的皮肤表面会出现红色、紫红色或暗青色类似"沙"样的斑点，人们相沿成习，逐渐将这种疗法称为"刮痧"。经过漫长的磨砺，刮痧已由昔日粗浅、直观、单一的治疗手段，演变为由系统中医理论指导，有完整手法和工具，既可保健又可治疗的绿色生态自然疗法。现代中医理论认为，刮痧具有舒筋活络、活血化瘀、祛除外邪和清热祛湿等功能，其单独使用或与其他疗法配合使用，对许多疾病具有较好的疗效。

由于种种历史和文化原因，刮痧这种实用技术常被认为是医道小技，难登大雅之堂。然而近年来，随着人们生活水平的提高以及对健康养生的日益重视，维护人体自然生态、无毒副作用的绿色疗法成了健康产业发展的重要方向，其中刮痧疗法就备受推崇，逐步被人们当做一种开展自我保健、家庭医疗的良法，并发展为一门独特的临床保健治疗学科。

扁式无痛刮痧技法起源于战国时期，迄今已有2300多年历史。世人所熟知的名医扁鹊刮痧使虢太子"起死回生"的故事，最早见于西汉时期司马迁的名著《史记·扁鹊仓公列传》当中。后来，扁鹊先生死于非命，临终前将其独门秘方——无痛刮痧之术传于跟随在其身边的王姓弟子。王姓弟子谨遵先生教诲，以此医术造福百姓，拯救万民，代代相传，至今已传至第89代传人王海永先生手中。牢记前人所托，不辱家族使命，王海永先生以造福百姓健康为追求目标，成功注册"久健堂"商标，成立久健堂（北京）医疗科技有限公司，创办无痛刮痧商学院，大力推广扁式无痛刮痧技法，努力培养技艺传承人。

在认真回顾我国刮痧治病的发展历史、系统整理古今有关刮痧治病的学术文献、深入总结从业三十多年的临床经验后，久健堂（北京）医疗科技有限公司编写了本书，旨在普及无痛刮痧的基础知识及其日常应用，让更多人认识并掌握扁式无痛刮痧手艺，降低社会大众在日常"小毛病"上的医疗成本，减少患者的生理和心理负担。

本书分为基础篇和病症篇两大部分。基础篇主要介绍无痛刮痧的基础知识，包括刮痧的注意事项以及人体主要经络穴位的基础知识；病症篇详细介绍了无痛刮痧疗法在内、外、妇、儿等临床各科的实际应用方法。全书图文并茂，通俗易懂，实用性强，既可作为中医爱好者的阅读资料，也可作为家庭备用的健康宝典。

因经验有限，书中难免出现不足之处，还请同行及读者雅正。

目　　录

基　础　篇

病　症　篇

基　础　篇

第一节　中医疗法是块宝，无痛刮痧奥妙多

刮痧是我国传统的自然疗法之一，而扁式无痛刮痧则是刮痧疗法中的一支重要流派。它由战国时期的中医名医扁鹊一手创制，并由追随扁鹊先生多年的王姓弟子一脉传承，至今已有2300多年的历史。扁式无痛刮痧以中医皮部理论为基础，用银板在皮肤相关部位刮拭，以达到疏通经络、活血化瘀之目的，同时也可起到扩张毛细血管、增加汗腺分泌、促进血液循环的作用，对于高血压、中暑、肌肉酸痛等所致的风寒痹症都有立竿见影之效。经常刮痧，可起到调整经气、解除疲劳、增加免疫功能的作用。下面具体分析扁式无痛刮痧疗法的特点：

一、把握无痛刮痧的五大特点

1. 超前诊断

现代医学对于疾病有一个鉴别尺度，这就是临床症状。被视为患者的，一般只是在有了临床症状时才能受纳给予治疗，其实这是一种"亡羊补牢"的做法。对于那些处于潜伏状态的病症，只要不发作，一般仍被视作"健康人"。虽然"疾病"备受人们的关注，但在早期发现的诊断方法太少了，而真的一旦有了临床症状，疾病已经很严重了。这是只重治疗、不重预防（早期发现）的结果，这正是现代医学的普遍弊端，而扁式无痛刮痧疗法却具有超前诊断的作用。

无痛刮痧疗法可以捕捉疾病发生前的信息，在现代医学检测方法未发现异

常时，就可以诊察出"未病"的部位。也就是说，人体内只要出现了细小的变化，不论你是否有自觉症状，生化检查或物理检查是否异常，都会在相关经络穴位和局部相应区域有气血运行障碍，以痧象或阳性反应等各种异常反应被迅速发现。根据这些反应的规律可以发现亚健康的经络脏腑，捕捉疾病前期的蛛丝马迹，对将要出现疾病的部位做出超前诊断。

这里我们需要注意一点，扁式无痛刮痧诊断疾病的过程同时也是治疗疾病的过程。在刮拭过程中通过观察痧象的颜色、形态和刮痧板下的各种异常反应来判断身体健康状况，而出痧和对局部的刮拭刺激都对疏通经络有明显的治疗作用，因此，无痛刮痧诊断的过程也是治疗的过程，它们是同步进行的。

2. 简单易学

健康是自己的事情，学会无痛刮痧疗法，会使你和你家人的健康又多了一份保障。然而，由于许多人不了解无痛刮痧疗法，认为刮痧疗法很难学。无痛刮痧真的很难学吗？实践证明，扁式无痛刮痧疗法是简便易学的医疗保健方法。

刮痧被誉为中医技法之首，与其他中医治疗方法相比，刮痧方法更简单、更实用。一方面，刮痧疗法不受时间、地点、环境的严格限制，只需一块薄厚合适、材质无害、使用起来顺手的小刮痧板和适量具有润滑作用的刮痧油，就可以轻轻松松治病，效果显著；另一方面，扁式无痛刮痧手艺入门简单，男女老幼都可以学会，不需理解深奥的知识，不必使用专业的医疗器械，只需掌握人体各部位的基本刮拭操作，认真反复实践即能掌握，适应社会大众医疗保健需要。当然，有文化、懂一些生理解剖知识的人学习起来就更容易。可以说，每个人都可以成为无痛刮痧理疗师，一看就懂，一学就会。

3. 安全可靠

俗话说"是药三分毒"。药物本身的副作用常常让人们暗自担心，而苦涩难咽的药物让每个人尤其是孩子，每次吃药都成了一场灾难。而无痛刮痧不用打针，不用吃药，不需要复杂的仪器与设备，只要有专用的全息经络刮痧板与专用的刮痧油，并掌握刮痧的基本方法和规律，在润滑剂的保护下，刮拭人体皮肤表面的特定部位，就可达到改善微循环、活血化瘀、治疗疾病的效果，与西医的打针、输液相比，无痛刮痧疗法不会对人体造成新的伤口，杜绝了伤口感染的可能性，更不会出现由某些药物导致副作用的情况。特别对于小儿来讲，无痛刮痧多采用特殊的手法和运板方式,不会给小儿造成疼痛,小儿更乐意接受。

长期临床实践证明,安全可靠是扁式无痛刮痧疗法的最大优点。本疗法无创伤,无不良反应,有病治病,无病可以强身,完全符合当今医学界推崇的"无创伤医学"和"自然疗法"的要求。此外,扁式无痛刮痧疗法可以预防和治疗上百种疾病,如头痛、失眠、健忘、牙痛、急性腰扭伤、腹泻等,往往只需要刮几次痧,就可手到病除。至于许多慢性疑难杂症,如高血压、糖尿病等,只要有恒心坚持刮痧,也多有奇效。

4.经济实用

去医院看病,路费、挂号费、治疗费、住院费等,少则几百元,多则几千甚至几万元。昂贵的医疗费用已超出了普通人群常见病和多发病的治疗需要,造成了医疗资源浪费。其实,如果你拥有了一些基本的刮痧常识,日常生活中的一些小病就能够通过刮痧解决。特别是对于扁式无痛刮痧而言,只需一块小刮痧板,一小瓶刮痧油即可,花费不多,疗效却很显著。对于疼痛性疾病和神经血管功能失调的病症,效果迅速,对各种急、慢性病也有很好的辅助治疗效果,可谓一次投资,多次受用。这样一来,消费者就可以最大限度地避免在医疗上"过度消费",用最少的投入获得最大的健康收益。

另外,到目前为止,扁式无痛刮痧手法已广泛用于治疗各种常见病,凡适用于按摩、针灸、拔罐疗法的病症均适用于本疗法,以血液循环瘀滞为特征的各种病症更是无痛刮痧的最佳适应证,对某些疑难杂症也有意想不到的疗效。

5.疗效显著

目前多数的医疗检查手段和方法,只有当人体有明显不适症状或反应时才能做出诊断。即使这样,有时也有误差。如冠心病在不发作时,其心电图往往也无异常变化。有很多疾病一旦被现代手段检查出来,往往已是中、晚期,治疗难度也就很大了。因此,寻求疾病早期诊断、早期治疗,防患于未然,使机体保持旺盛的生命力,是目前医学发展的大趋势。扁式无痛刮痧疗法正符合这个大趋势。

"不通则痛,通则不痛。"这是中医学对疼痛病理变化认识的名言。"不通"指经络气血不通畅,实践证明,经络气血不通畅不仅可以引起疼痛,也是众多病症的原因。而刮痧以出痧速通经脉的治疗方法可以形象地感知这句至理名言。刮拭过程中随着痧的排出，经脉瞬间通畅，疼痛及其他不适感立刻减轻甚至消失。因此，人们常用立竿见影来形容无痛刮痧的效果。

二、透视无痛刮痧的三大奥妙

无痛刮痧疗法为我们提供了一种全新的诊断疾病的思路与方法，这一套方法以中医理论为宏观指导，以现代医学微循环理论探讨微观变化，综合分析、判断肌体的健康状况。中医学认为，气血是组成生命体的基本物质，气血运行的状态决定人体的健康状况。这与现代医学所讲的"血液是生命的源泉"不谋而合。通过观察气血运行的状况可以了解肌体的健康状态。那么，无痛刮痧的奥妙究竟在哪里呢？无痛刮痧的奥妙就在于无痛出痧、退痧或无痧。

1. 出痧：畅达气血，调节阴阳

用刮痧板在皮肤上刮拭，凡血液流动缓慢而出现瘀滞的部位，皮肤表面就会出现红、紫、黑斑或黑疱的现象，这种现象被称为"出痧"。这些"痧"是渗漏出毛细血管壁外的含有大量代谢产物的血液，由于皮肤的屏障作用，这些血液就会停留在皮肤和肌肉之间形成"痧"。同时，在这些部位刮痧，就会出现痧斑或者发现刮痧板下有不平顺、疼痛等异常反应。红斑颜色的深浅通常是病症轻重的反映，较重的病，"痧"就出得多，颜色也深。正是因为刮痧疗法所独有的这个特点，使它具有快速诊断的作用，能够帮助我们在身体还没有表现出明显的症状之前，就发现亚健康或疾病的蛛丝马迹，并及时预测我们的健康状况，检查自己的体质特点。通过出痧的方式可以改善微循环，有效排出体内毒素，补氧祛瘀，活化细胞，促进新陈代谢。

2. 退痧：增强人体免疫功能

实际上，刮痧是将含有大量代谢产物的血液"驱逐"出了血管之外。出痧后，血管本身的弹性作用会使其瞬间收缩，所以刮痧停止时，出痧也会立即停止。随着时间的推移，刮痧所出现的痧象的颜色会逐渐变浅，并慢慢消退，这个过程称为"退痧"。退痧并不意味着体内毒素以原有的形态被肌体再次吸收，而是激活了人体内具有免疫功能的细胞，提高了自身清除毒素的能力，增强了肌体的免疫功能，这是刮痧的另一功效，也被称为刮痧的后效应。

3. 无痧：经脉气血通畅

如果刮痧时没有出现痧斑，也没有疼痛或刮痧板下不平顺的感觉，则提示经脉气血通畅、身体健康。当然，身体太虚弱，气血不足时也不易刮出痧。

三、认识无痛刮痧的阳性反应

许多人对刮痧存在误解，认为刮痧就一定会出痧，因此刮痧时就使劲地刮，直到皮肤都快刮破了才停止，以为痧出来就好了。其实，并不是每次刮痧都会出痧。除了经脉气血通畅不会出痧外，气血不足的虚症患者也不容易刮拭出痧。但是刮痧时会感觉刮痧板下不平顺，有类似沙砾、米粒、结节等障碍阻力，这些现象是经脉气血失调、微循环障碍的另一种表现，被称为阳性反应。一般来说，疼痛也是刮痧阳性反应的一种表现，因此，作为一名扁式无痛刮痧理疗师应该特别注意手法和力度的问题。当气血瘀滞或血脉空虚而气血不足，细胞缺氧影响神经失调时，刮痧还是会出现疼痛反应，即中医所说"不通则痛"。疼痛多提示目前正处于亚健康状态。

同是经脉气血不畅、组织器官细胞缺氧，为什么有的部位会出痧，有的部位却出现不平顺、沙砾、结节、疼痛等阳性反应呢？这主要是局部血液循环状态决定的。因血流受阻，血脉空虚而气血不足所致细胞缺氧，局部组织会出现增生或粘连反应，刮拭就不会出痧，却有不平顺的阳性反应。经脉气血运行障碍的部位，因其障碍的原因、性质和程度不同，阳性反应的状态、性质则有所区别。经脉缺氧的时间越长，阳性反应越明显。刮痧时皮肤的涩感、轻微疼痛、刮痧板下发现气泡、沙砾、结节样感觉是经络气血轻度瘀滞的表现。

随着不断地刮拭，疼痛会逐渐减轻，甚至消失，结节会逐渐变软、缩小甚至消散，这个过程也是疏通经络、活血化瘀、软坚散结的过程。所以刮痧使这些阳性反应减轻或消失，即可以起到畅通经脉、为细胞补充营养、恢复和增强其功能的治疗作用。

四、窥探痧象和阳性反应传递的健康秘密

刮痧时出现的痧象和阳性反应，就像一位描述健康与疾病的信息大师，只要小小的刮痧板在你的皮肤上一刮拭，痧象和阳性反应就会泄漏你自身的健康秘密。学会辨识这些健康语言，我们就可以更好地运用无痛刮痧疗法来疏通经络、畅达气血、清热化瘀、调节阴阳，从而达到治疗疾病、保养身体的目的。

1. 痧象提示的健康信息

（1）轻微痧象：刮痧后，皮肤表面出现少量红色痧点、痧斑，分散在皮肤的表面，这种痧可以不治自愈。轻微痧象多提示身体健康或血液轻微循环障碍，缺氧较轻。

（2）轻度痧象：刮痧后，皮肤表面出较密集红色或紫红色痧斑，属轻度痧象，多提示人体经脉有轻度瘀滞、缺氧，时间较短，可见于无症状的亚健康状态。如果痧象颜色鲜红、光泽度好，多提示患有热症或急性炎症，病情轻，病程短。

（3）中度痧象：刮痧后，皮肤表面出现多个直径大于1—2厘米的紫红色、青色斑片状痧斑，痧斑部位与皮肤持平，或者略高于其侧部位。此痧象属于中度痧象，多提示血液中度循环障碍，缺氧时间长，有时有症状表现，多见于亚健康状态。

（4）重度痧象：刮痧后，皮肤表面呈现直径大于2厘米的暗紫色、青黑色的痧斑或包块状，或青筋样痧斑，痧斑部位明显高于其他部位，或面积较大的乌青色的斑片状，这种痧象属于重度痧象，多提示经脉严重瘀滞、缺氧、微循环障碍时间长、病程长以及陈旧性病症等，多见于严重的亚健康或疾病状态。

2. 阳性反应提示的健康信息

（1）沙砾：刮痧后，如果皮肤表面出现沙砾样阳性反应，多提示人体经脉气血瘀滞、缺氧程度轻微。

（2）结节：刮痧后，如果皮肤表面出现结节状阳性反应，多提示经络气血瘀滞时间较长。结节越大、越硬，说明组织粘连或纤维化、钙化的程度越高，病变的时间越长。

（3）酸痛：刮痧后皮肤表面出现酸痛感觉，多提示患有气血不足证。

（4）胀痛：刮痧后皮肤表面出现胀痛感觉，多提示患有气滞证。

（5）刺痛：刮痧后皮肤表面出现刺痛感觉，多提示患有血瘀证。

当然，通过刮痧检测人体的健康状况，应将痧象和阳性反应紧密结合来判断健康与疾病状况。另外，刮痧时，要对容易出痧的部位和阳性反应点进行重点刮拭，如果出痧逐渐减少，痧色变浅或阳性反应减轻，则提示刮痧治疗有效果。

五、掌握无痛刮痧测出的体质类型

扁式无痛刮痧是一种诊断疾病的方法。多次刮痧，经常在同一部位出现相同的痧象或阳性反应可以提示人体先天功能较薄弱的脏腑器官，可以很快判断每个人的体质特点，从而确定适合自己体质的保健方法，有针对性地采取预防保健措施。不同的人出现相同症状时，同样的刮拭力度和速度及出痧的部位、出痧速度快慢、出痧多少和刮痧时的阳性反应有明显的差异，根据痧象和阳性反应诊断规律可以判断自己的体质类型。

1. 平和体质

平和体质为健康人的体质，身体无不适，精神心理适应能力比较强，胖瘦适中，身体健康，面色口唇红润有光泽，目光神采奕奕，胃口正常，小便正常，大便不干不稀。这种体质之人性格随和开朗，对外界环境适应能力强，平时很少患病，即使偶尔患病康复也快。

平和体质者刮痧，会无痧或仅有散在点状浅红色痧粒，无阳性反应。对于健康平和体质之人来讲，可以采用平补平泻的方法进行保健刮痧，以更好地保持健康。

2. 气虚体质

气虚体质因气之化生不足或耗损过多而造成。症状通常表现为：体形偏胖，容易劳累，经常感到精神不振，有时候甚至懒得说话，胸闷气短，经常出汗较多，容易感冒，饭后腹胀，唇色少华，毛发欠光泽，头晕，健忘，舌质淡，脉搏细弱，小便正常或偏多，虽便秘但不干燥或大便不成形，便后仍觉未尽。气虚体质者平素体虚，抗病能力弱，抵御寒、风、暑邪能力弱，易感冒或病后易迁延不愈，易患内脏下垂等病。这种体质的人一般性格内向、胆小，不喜欢冒险。

气虚体质的人刮痧时出痧少，出痧速度慢。阳性反应主要表现为：酸痛，疼痛程度轻，刮痧后，皮肤表面出现较软的沙砾或结节。痧象及阳性反应主要出现在肺经、大肠经、脾经循行部位，肺经循行部位、肺脏、脾胃的体表投影区、脾胃的全息穴区也会出现少量痧斑。此种体质的人可以经常刮拭脾俞、胃俞、足三里、气海、关元等腧穴。

3. 气郁体质

气郁体质因人体内气血流通不畅、郁结，从而导致某些脏腑、经络功能障碍。这种体质一般女性比男性较多，症状主要表现为：经常出现胸闷、乳房胀痛、胁痛，有时候咽部有异物感；形体偏瘦，面色暗黄，易烦闷不乐；睡眠较差，健忘、惊悸，食欲消退，痰多，大便偏干，小便正常；对外界适应能力较差。这种体质的人忧虑脆弱、敏感多疑。气郁体质者易患失眠、慢性咽炎、黄褐斑、惊恐、肝胆失调、胃肠功能失调、月经不调等病证。

气郁体质的人刮痧时出痧量不多，痧色浅。阳性反应表现为：胀痛，有气泡感、沙砾、结节等。对这种体质的人可以经常刮拭足厥阴肝经上的太冲、期门、章门和任脉上的膻中等具有疏肝理气、解郁散结作用的腧穴。

4. 血虚体质

血虚体质主要是由于血液不足、血的营养和滋润功能减退所表现的一种特殊体质。症状主要表现为：形体瘦弱，精神疲倦，面色苍白欠光泽，视力易疲劳，毛发易脱落，指甲淡白，头晕眼花，四肢麻木，记忆力和性能力下降，并经常感到疲惫不堪，容易陷入沉思，出现烦躁、失眠等不适。血虚体质者容易腰酸耳鸣、手足震颤、心悸、肌肤干燥、头晕目眩、失眠多梦及月经量少、延经或闭经。

血虚体质患者刮痧时不易出痧，而且痧色浅红，或显分散的浅红痧点。阳性反应多表现为有酸痛感、有气泡感、沙砾、肌肉松软等。血虚体质者可以刮拭足三里、血海、三阴交等具有养血补血的腧穴。

5. 血瘀体质

血瘀体质因血液运行迟缓、流行不畅所致。症状主要表为：形体黑瘦、皮肤偏暗或色素沉着、舌下静脉曲张、舌质暗，甚至有瘀血点或瘀血斑，全身易疼痛。女性血瘀体质者多痛经、闭经或经色紫暗有块、崩漏。对外界环境适应能力表现为不耐受风邪、寒邪。

血瘀体质者每次出痧均较多、较快，颜色为暗红色、紫色、青紫或青黑色。阳性反应表现为刺痛、结节。此种体质应活血养血，可以刮拭血海、膈俞、足三里、合谷等腧穴。

6. 阴虚体质

阴虚体质多因情志过及、化火伤阴，或阳邪伤阴，或久病伤阴，简单讲就是体内阴血不足。症状主要表现为：面色潮红、形体瘦长、手足心热、经常口渴、喉咙干、鼻子发干、目干涩、心烦气躁、少眠、便干、尿黄、盗汗、舌红少苔、外向好动。此种体质者易心悸、烦躁、发怒，易生皱纹、黄褐斑或痤疮。

阴虚体质者刮痧时容易出痧，但出痧量少，痧色粉红或鲜红。阳性反应表现为沙砾、结节。任脉为阴脉之海，阴虚之人可以经常刮拭任脉以及三阴交、太溪等。

7. 阳虚体质

阳虚体质多因先天禀赋不足，或后天饮食失养，或久病损伤阳气，或劳倦内伤。主要表现为肌肉松软、面色淡白无华、毛发易落、手足发凉、怕寒喜暖、喜饮热食、四肢倦怠、小便清长、大便时稀。性格多沉静、内向，不爱活动。此种体质之人抵御寒邪能力差，发病多为寒症，夏天过得比较舒服，冬天适应能力差；易感湿邪，易患痰饮、肿胀、泄泻、阳痿、脾胃虚寒、血液瘀滞、骨关节疼痛等症。

阳虚体质者刮痧时不容易出痧或易出现青紫色痧斑。阳性反应表现为刮拭部位酸痛或刺痛，肌肉松懈或有结节。这种体质可以刮拭肾俞、命门、腰阳关、关元等腧穴。

8. 阳盛体质

阳盛体质多因先天或后天饮食失调等因素导致素体阳热偏盛。症状表现为：经常上火、口舌生疮、急躁易怒、口干口苦、小便黄赤、大便干结、舌红苔黄、易起痤疮。这种体质之人冬天过得舒服，不太适应夏季的炎热，易发热、痰涕黄稠或便秘、出血，血液黏稠，易患高脂血症、高血压、糖尿病等心血管疾病，也易得痤疮。阳盛体质之人刮痧时容易出痧，痧量多，痧鲜红或紫红。有明显的疼痛、沙砾、结节样等阳性反应。此种体质之人可以刮拭外关、曲池、合谷、风池、大椎等腧穴以泻阳热。

9.痰湿体质

痰湿体质多由于脏腑功能失调、津液代谢障碍。症状表现为：体形肥胖、腹部松软、面部皮肤油脂较多、面色黄而黯、痰多、眼睑微浮、舌苔厚腻、容易困倦、大便粘腻不成形。这种体质的人性格稳重、温和、恭谦、忍让。此种体质者对潮湿环境适应能力差，易患湿证、肥胖、眩晕、气管炎、哮喘、高脂血症、糖尿病等心血管疾病。

痰湿体质之人刮痧时不易出痧，阳性反应表现为刮拭部位酸痛及有沙砾、结节。脾主运化水湿，为生痰之源，痰湿体质调理重点在于运脾健脾，可以刮拭脾俞、胃俞、足三里、丰隆、阴陵泉等腧穴。

六、了解无痛刮痧的多重功效

刮痧疗法是中医学的一朵奇葩。几千年来，刮痧疗法在中国民间广为传播，为百姓健康做出了重要贡献。随着医学的进步，无痛刮痧疗法更加完善，对很多疾病的治疗具有显著效果。下面分别从中西医的角度讲解无痛刮痧的神奇疗效：

（一）从中医角度看无痛刮痧，其作用主要表现在以下几个方面：

1.调节阴阳

阴阳是中医理论的基本核心。人体在正常的情况下，保持着阴阳相对平衡的状态。如果因七情六淫以及跌仆损伤等因素使阴阳的平衡遭到破坏时，就会导致"阴胜则阳病，阳胜则阴病"等病理变化，而产生"阳盛则热，阴盛则寒"等临床证候。无痛刮痧治疗的关键，就在于根据证候的属性来调节阴阳的偏盛偏衰，使机体转归于"阴平阳秘"，恢复其正常的生理功能，从而达到治愈疾病的目的。扁式无痛刮痧调和阴阳，基本上是通过腧穴配伍和刮痧手法来实现的。例如：病在经络、在皮肉者属表，宜轻刮；病在脏腑、在筋骨者属里，宜重刮。无痛刮痧对阴阳平衡的调节是呈双向性的，如血压不稳者, 经刮拭躯干、四肢腧穴后, 偏低的血压可升高; 偏高的血压亦可降低。

2. 活血化瘀

人体肌肉、韧带、骨骼一旦受到损伤, 在局部产生瘀血, 使经络气血流通不畅, 若瘀血不消, 则疼痛不止。这时, 理疗师可在局部或相应腧穴刮拭, 使瘀血消除、新血得生、经络畅通、气血运行, 达到通则不痛之目的, 这就是扁式无痛刮痧活血化瘀的作用。

3. 清热消肿

根据中医治法中"热则疾之"的原理, 通过放痧手法的刺激, 热邪疾出, 以达清热之目的, 内部阳热之邪透达体表, 最终排出体外, 以清体内之瘀热、肿毒。

4. 祛痰解痉

痰湿所致的体表包块及风证, 通过无痛刮痧治疗, 腠理宣畅、痰热脓毒外泄, 有明显的止痛散结效果。

5. 扶正祛邪

人体进行无痛刮痧后, 相应腧穴的皮肤会出现青、紫充血的痧痕, 使腠理得以开启疏通, 将滞于经络腧穴及相应组织、器官内的风、寒、痰、湿、瘀血、火热、脓毒等各种邪气从皮毛透达于外, 使经络得以疏通。此外, 当人体正气虚时, 外邪易乘虚而入, 通过补虚泻实之法刮拭相关腧穴部位, 可使虚弱的脏腑功能得以增强, 可与外邪相抵抗, 机体恢复正常状态。

（二）从西医角度看无痛刮痧, 其作用主要表现在以下几个方面:

1. 镇痛

肌肉附着点和筋膜、韧带、关节囊等受损伤时, 若不及时治疗, 或是治疗不彻底, 损伤组织可形成不同程度的粘连、纤维化或疤痕化, 加重疼痛、压痛和肌肉收缩紧张。无痛刮痧是消除疼痛和肌肉紧张、痉挛的有效方法, 其主要机理有: 一是加强局部循环, 使局部组织温度升高; 二是在刮痧板直接刺激作用下, 提高局部组织的痛阈; 三是紧张或痉挛的肌肉通过刮痧板的作用得以舒展, 从而达到消除紧张和疼痛的目的。

2. 信息调整

人体的各个脏器都有其特定的生物信息。当脏器发生病变时，有关的生物信息就会随之发生变化，通过作用于体表的特定部位，产生一定的生物信息，通过信息传递系统输入到有关脏器，对失常的生物信息加以调整，从而起到对病变脏器的调整作用。

3. 排出毒素

无痛刮痧过程可使局部组织的血管扩张及黏膜的渗透性增强，淋巴循环加速，细胞的吞噬作用及搬运力量加强，使体内废物、毒素迅速排出，组织细胞得到营养，血液得到净化，进而增加全身抵抗力，达到缓解病情、促进康复的目的。

4. 自身溶血

无痛刮痧的出痧过程实际上是一种血管扩张渐至毛细血管破裂、血流外溢、皮肤局部形成瘀血斑的现象，此等血凝块（出痧）不久即能溃散，起到自体溶血作用，这样可使局部组织血液循环加快，新陈代谢旺盛，营养状况改善，同时使机体的防御能力增强，从而起到预防和治疗疾病的作用。现代医学认为，自身溶血是一个延缓良性弱刺激的过程，不但可以刺激免疫机能，使其得到调整，还可以通过向心性神经作用于大脑皮质，起到调节大脑兴奋及抑制过程、维持内分泌系统平衡的作用。

5. 优化四大系统

（1）循环系统：通过刮拭，血液和淋巴液的循环不断增强，肌肉和末梢神经得到充分的营养，从而可促进全身新陈代谢。

（2）呼吸系统：对呼吸中枢具有镇静作用。

（3）神经系统：通过刮拭刺激神经末梢，从而增强人体的防御机能。

（4）免疫系统：通过刮拭刺激可增强细胞的免疫能力。

第二节　无痛刮痧是学问，保健治病宜先知

扁式无痛刮痧不但好处多多，而且简便易学、安全可靠、经济适用、疗效显著。但无痛刮痧再好、再简单，毕竟还是一门有着深厚历史渊源的学问和手艺，我们必须掌握当中的一些知识点，比如如何选择刮痧工具、刮痧的要点、刮痧的注意事项和禁忌，以及晕刮的处理方式等。只有了解这些常识，并切实运用到实践当中，扁式无痛刮痧才能真正为人们消除病痛，带来健康。

一、巧选刮痧用具

刮痧工具的选择直接关系到刮痧治病保健的效果。古代丹钱、汤勺、嫩竹板等作为刮痧工具，用水、麻油、酒作为润滑剂，这些工具虽然取材方便，能起到一些刮痧治疗作用，但因其简陋，本身无药物治疗作用，均被淘汰，已很少应用。目前业内大多采用水牛角或玉石作为刮痧板，对人体肌表无毒性刺激，无不良化学反应，可起到一定的保健效果。

二、谨记刮痧要点

1. 避风保暖

刮痧时要选择空气清新、冷暖适宜的室内环境，注意避风、保暖，尤其是在冬季应避开寒冷的地方与风口。夏季刮痧时，刮拭部位不能对着风扇直接吹。因为刮痧时，人体皮肤的毛孔是张开的，如遇风寒之邪，邪气就会直接进入体内，不但影响刮痧效果，还会引发新的疾病。

2. 刮拭手法与时间

用泻刮或平补平泻手法进行刮痧时，每个部位刮拭时间一般在3—5分钟；用补刮手法刮拭时间为每个部位5—10分钟。通常一个患者，应选3—5个部

位刮拭。体弱年迈者、儿童、特别紧张的患者宜用补法刮拭。刮痧时，技师要注意观察患者的面色表情及全身情况，以便及时发现和处理意外情况。对病情重、病灶深但体质好或疼痛性疾病的患者，刮痧宜用泻法或平补平泻法刮拭；病情轻、病灶浅但体质较差的患者，宜用补法。冬季或天气寒冷时刮痧时间宜稍长，夏季或天气热时则刮痧时间宜缩短；前一次刮痧部位的痧斑未退之前，不宜在原处进行再次刮拭出痧。再次刮痧时间需间隔3—6天，以皮肤上痧退为标准。一般3—5次为1个疗程；凡肌肉丰满处（如背部、臀部、胸部、腹部、四肢）宜用刮痧板的横面（薄面、厚面均可）刮拭。对一些关节处、手脚指（趾）部、头面部等肌肉较少、凹凸较多处宜用刮痧板的凹凸处刮拭。

3. 刮拭的顺序

任何病症宜先刮拭颈项部。一般原则是先刮头颈部、背腰部，再刮脚腹部，最后刮四肢和关节部。每个部位一般先刮阳经，后刮阴经；先刮拭身体左侧，后刮拭身体右侧。注意要顺一个方向刮拭，不要来回刮，而且应该在刮完一处之后再刮另一处，不可无次序地东刮一下、西刮一下。

4. 不可强求出痧

刮痧时以出痧为度，但不可强求出痧。只要刮至皮肤毛孔清晰可见，无论出痧与否，都会起到平衡阴阳、舒通经络、畅达气血的功能。室温低时不易出痧，血瘀之证、实证、热症容易出痧，虚证、某些寒证、肥胖症与服激素类药物后均不易出痧。对于不容易出痧的病症和部位，只要刮拭方法和部位正确，就有治疗效果。片面追求出痧而过分刮拭，不仅消耗正气，还可造成软组织损伤。

5. 刮痧后应周到服务

刮拭完毕后，应用干净毛巾擦净患者身上的刮痧油，嘱咐其穿上衣服，休息一会儿；若是面部刮痧，半小时后方可到室外活动；刮痧后宜饮一杯淡的糖盐水，以利于新陈代谢、补充津液、促进排毒。

6. 刮痧的时限与疗程服务

刮痧时限与疗程应根据不同疾病之间的性质及患者体质状况等因素灵活掌握。一般每个部位刮20次左右，以患者能耐受或出痧为度。在刮痧治疗时，汗孔开泄，为了有利于扶正祛邪，防止耗散正气，或祛邪而不伤正，所以每次刮治时间以20—25分钟为宜。

初次刮痧的时间不宜过长，手法不宜太重，不可一味片面强求出痧。第二次刮痧应间隔 5—7 日后或患处无痛感时再实施，直到原处清平无斑块，病症自然就痊愈了。通常连续治疗 7—10 次为 1 个疗程，间隔 10 日再进行下一个疗程。如果刮拭完两个疗程仍无效者，应进一步检查，必要时改用其他疗法。

三、走好刮痧六步

第一步：实施无痛刮痧前，一定要观察患者的状态，嘱咐其保持良好的心理状态，避免紧张、恐惧心理，放松身心。

第二步：准备齐全刮痧器具与用品，检查刮具边缘是否光滑、安全，刮痧板一定要消毒。

第三步：根据患者所患疾病的性质与病情，确定理疗部位，尽量暴露，用毛巾擦洗干净，选择合适的体位。在刮拭部位均匀地涂抹刮痧油，如果患者有其他需求，则结合其需求混合使用相应的精油产品。刮痧油用量宜薄不宜厚。

第四步：一般右手持刮痧工具，灵活利用腕力、臂力、掌力，切忌生硬用蛮力，刮板的平面与皮肤之间角度以 45 度为宜，切不可成推、削之势。用力要均匀、适中，由轻渐重，不可忽轻忽重，并保持一定的按压力，以患者能耐受为度，使刮拭的作用力传达到深层组织，而不是在皮肤表面进行摩擦。刮拭面尽量拉长，点线面三者兼顾，综合运用，点是刺激穴位，线是循径走络，面是作用皮部。

第五步：头部刮治可不用刮痧油，保健刮痧亦可隔衣刮拭，以患者感觉舒适为宜。

第六步：刮痧完毕，应用干净毛巾为患者擦干汗渍、油渍，让患者穿好衣服，休息一会儿，并适当饮用一些姜汁糖水或白开水，感到轻松和舒畅后再行离去。一般刮拭后半小时左右，皮肤表面的痧点会逐渐融合成片，刮痧后 2—48 小时出痧表面的皮肤触摸时有痛感或自觉局部皮肤有微微发热，这些都属于正常反应，休息后即可恢复正常。一般深部出现的包块样痧或结节样痧在皮肤表面逐渐呈现深紫色或青黑色，消退也较缓慢。

四、晕刮如何处理

如果在刮痧过程中，患者出现头晕、目眩、心慌、出冷汗、面色苍白、四肢发冷、恶心欲吐或神昏仆倒等晕刮现象，应及时停止刮拭，迅速让患者平卧，取头低脚高体位。随后，应让患者饮用一杯温糖开水，并注意保温，迅速用刮痧板刮拭患者百会穴（重刮）、水沟穴（棱角轻刮）、内关穴（重刮）、足三里（重刮）、涌泉穴（重刮），并让其静卧片刻即可恢复。

针对患者可能出现的晕刮状况，技师应在操作中注意积极预防。如：对初次接受刮痧治疗、精神过度紧张或身体虚弱者，应做好解释工作，消除患者对刮痧的顾虑，同时手法要轻，即用补法。若遇患者饥饿、疲劳、大渴时，不能为其进行刮痧，应令其进食、休息、饮水后再予刮拭。技师在刮痧过程中要精神专注，随时注意患者的神色，询问患者的感受，一旦有不适情况应及时纠正或及早采取处理措施，以防出现晕刮现象。

五、刮拭后的反应

刮痧治疗后，由于病情不同，刮拭部位可出现不同颜色、不同形态的痧。痧的颜色有：鲜红色、暗红色、紫色及青黑色。痧的形态有：散状、密集或斑块状，湿邪重者多出现水疱样痧。有的皮肤深层表现为隐约可见的青紫色、大小不一的包块状或结节状，或伴有局部发热感。

刮痧治疗半小时左右，皮肤表面的痧逐渐融合成片，深部色块样痧慢慢消失，并逐渐由深部向体表扩散。12小时左右，色块样痧表面皮肤逐渐呈青紫色或青黑色。24—48小时，出痧皮肤表面时有触痛感、微微发热感。如刮拭手法过重或刮拭时间过长，体质虚弱者会出现短时间疲劳感、全身低热，休息后可恢复正常。

刮痧5—7天，痧点即可消退。消退时间与病情轻重、出痧部位、痧色深浅有关。一般来说，胸背部的痧、上肢部的痧、颜色浅的痧及皮肤表面的痧消退较快；而腹部的痧、下肢部的痧、颜色深的痧及皮下深部的痧消退较慢。另外，阴经部的痧较阳经部的痧消退慢，慢者一般延至 2 周左右。

六、无痛刮痧的补泻手法

无痛刮痧疗法分为补法、泻法和平补平泻法。它的补泻作用，取决于操作力量的轻重、速度的缓急、时间的长短、刮拭的快慢、刮拭的方向等诸多因素。

1. 补法服务

补法是指能鼓舞人体的正气、使低下的功能恢复旺盛的方法。刮拭按压力小（轻），刮拭速度慢，刺激时间较长，向心脏方向的手法为补法。适用于年老、体弱、久病、重病或体形瘦弱之虚证患者。

2. 泻法

泻法是指能疏泄病邪、使亢进的功能恢复正常的方法。刮拭按压力大（重），刮拭速度快，刺激时间较短，背离心脏方向的手法为泻法。适用于年轻、体壮、新病、急病或形体壮实之实证患者。

3. 平补平泻法

介于补法和泻法之间。有三种刮拭方法。

第一种为按压力大，刮拭速度慢。

第二种为按压力小，刮拭速度快。

第三种为按压力中等，速度适中。常用于正常人保健或虚实兼见证的治疗。

另外，选择痧痕点个数少者为补法；选择痧痕点数量多者为泻法。操作的方向顺经脉运行方向者为补法；操作的方向逆经运行的方向者为泻法。刮痧后加温灸者为补法；刮痧后加拔罐者为泻法。

七、刮痧的禁忌

1. 患有重度心脏病出现心力衰竭者、肾脏病出现肾衰竭者、肝硬化腹水者的腹部、全身重度浮肿者，忌刮痧。

2. 大血管显现处禁用重刮，可用凹凸处避开血管用点按轻手法刮拭。下肢静脉曲张、下肢浮肿的患者，刮拭方向应从下向上刮拭，用轻手法。

3. 有出血倾向疾病的患者，如白血病、血小板减少等需慎刮（即只能用轻手法刮拭，不要求出痧）。

4. 皮肤高度过敏，皮肤病如皮肤上破损溃疡、疮头，新鲜或未愈合的伤口，或外伤骨折处禁刮。

5. 久病年老、极度虚弱、消瘦者需慎刮（即只能用轻手法保健刮拭）。

6. 孕妇的腹部、腰骶部，妇女的乳头禁刮。

7. 眼睛、耳孔、鼻孔、舌、口唇五官处，前后二阴、肚脐（神阙穴）处禁刮。

8. 醉酒、过饥、过饱、过渴、过度疲劳者禁刮，以免出现晕刮现象。

9. 小儿囟门未合时，头颈部禁用刮痧。

10. 对尿潴留患者的小腹部慎用重力刮痧，以轻力揉按为准。

11. 刮痧出痧后 30 分钟以内忌洗凉水澡。

12. 过度饥饱、过度疲劳、醉酒者不可接受重力或大面积刮痧，否则会引起虚脱。

13. 精神病患者禁用刮痧法，因为刮痧会刺激这类患者发病。

第三节　经络系统应掌握，刮痧要穴请谨记

一、人体的经络系统

中医学认为经络是运行气血、联系脏腑和体表及全身各部的通道，是人体功能的调控系统。经络学也是人体刮痧、针灸和按摩的基础。人体的经络系统是由十二经脉、奇经八脉、十二经别、十五络脉、十二经筋、十二皮部共同组成。

1.十二经脉

十二经脉即手足三阴经和手足三阳经，合成"十二经脉"，是血气运行的主要通道。十二经脉有一定的起止、一定的循行部位和交接顺序，在肢体的分布和走向上有一定的规律，同体内脏腑有直接的络属关系。具体为手太阴肺经、手少阴心经、手厥阴心包经、手太阳小肠经、手少阳三焦经、手阳明大肠经、足太阴脾经、足少阴肾经、足厥阴肝经、足太阳膀胱经、足少阳胆经和足阳明胃经。

2.奇经

奇经有八条，即任、督、冲、带、阴跷、阳跷、阴维、阳维，合称"奇经八脉"，有统率、联络和调节十二经脉的作用。

3.十二经别

十二经别是从十二经脉别出的经脉，它们分别起自四肢，循行于体腔脏腑深部，上出于颈项浅部。主要是加强十二经脉中相为表里的两经之间的联系，还由于它通达某些正经未循行到的器官和形体部位，因而能弥补正经之不足。

4.络脉

络脉是经脉的分支，有别络、浮络和孙络之分。别络是较大的和主要的络脉。十二经脉与督脉、任脉各有一支别络，再加上脾之大络，合为"十五别络"。

别络的主要功能是加强相为表里的两条经脉之间体表的联系。浮络是循行于人体浅表部位而常浮现的络脉。孙脉是最细小的络脉。

5. 经筋和皮部

经脉和皮部是十二经脉与筋肉和体表的连属部分。经筋有连缀四肢百骸、主司关节运动的作用。全身的皮肤，是十二经脉的功能活动反映于体表的部位，也是经络之气散布的区域，所以，把全身皮肤分为十二个部分，分属于十二经脉，成为"十二皮部"。

二、人体穴位的主要类别

穴位，学名腧穴，指人体经络线上特殊的点区部位，中医可以通过针刺或者推拿、点按、艾灸、刮痧等刺激相应的经络点治疗疾病。一般分为经穴、经外奇穴和阿是穴等几类。

1. 经穴

又称十四经穴，是十二经脉和任脉、督脉循行路线上的腧穴，是全身腧穴的主要部分，共计 361 个。

2. 经外奇穴

凡未归属于十二经脉、定位明确、有特定疗效的腧穴，成为奇穴。

3. 阿是穴

阿是穴是病症体表上的反应点，无固定部位，往往随病而起，病愈即失。

三、刮痧要穴的位置、功效及主治

（一）手太阴肺经 11 大要穴

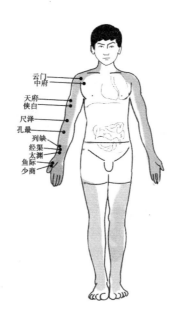

1. 天府穴

位置：在臂内侧面，肱二头肌桡侧缘，腋前纹头下 3 寸处。

功效：清热凉血、调理肺气。

主治：甲状腺肿大、上臂内侧痛、咽喉肿痛、精神病、鼻出血、咳嗽、哮喘、吐血等病。

2. 侠白穴

位置：在臂内侧面，肱二头肌桡侧缘，腋前纹头下 4 寸，或肘横纹上 5 寸处。

功效：宽胸和胃、调理肺气。

主治：上臂内侧痛、支气管炎、心动过速、咳嗽、干呕、气短、心悸等病。

3. 列缺穴

位置：在前臂桡侧缘，桡骨茎突上方，腕横纹上 1.5 寸，当肱桡肌与拇长展肌腱之间。

功效：利水通淋，舒经通络，调理肺气。

主治：三叉神经痛、口眼歪斜、手腕无力、咽喉肿痛、腱鞘炎、高血压、头痛、牙痛、腕痛、咳喘等病。

4. 经渠穴

位置：在前臂掌面桡侧，桡骨茎突与桡动脉之间凹陷处，腕横纹上 1 寸。

功效：降逆平喘、调理肺气。

主治：咽喉肿痛、腕痛、无力、咳嗽、哮喘、胸痛、发热等病。

5. 太渊穴

位置：在掌腕横纹桡侧，桡动脉搏动处。

功效：通调血脉、调理肺气、止咳化痰。

主治：肺痨咯血、心动过速、无脉症、咳嗽、哮喘、胸满等病。

6. 尺泽穴

位置：在肘横纹中、肱二头肌腱桡侧凹陷处。

功效：清热和中、调理肺气、通络止痛。

主治：上肢瘫痪、咽喉肿痛、胸部胀满、肘臂挛痛、小儿惊风、咳嗽、气喘、咯血、吐泻、腹泻、腹痛、乳痛、潮热等病。

7. 孔最穴

位置：在前臂掌面桡侧，尺泽与太渊连线上，腕横纹上 7 寸处。

功效：清热利咽、调整肺气。

主治：身体无汗、肘臂挛痛、咽喉肿痛、支气管炎、扁桃体炎、气喘、咳血、肺炎、冷痛、痔疮等病。

8. 鱼际穴

位置：在手拇指本节（第 1 掌指关节）后凹陷处，约当第 1 掌骨中点桡侧，赤白肉际处。

功效：清热利咽、调整肺气。

主治：咽喉肿痛、乳房肿痛、小儿疳积、多汗症、头痛、指挛、咳嗽、吐血、肺炎等病。

9. 少商穴

位置：在手拇指末节桡侧，距指甲角 0.1 寸（指寸）。

功效：苏厥开窍、清热醒神、清热利咽。

主治：手指挛痛、咽喉肿痛、扁桃体炎、小儿惊风、齿龈出血、支气管炎、腮腺炎、中暑、休克、癫狂、卒中、瘾症等病。

10. 中府穴

位置：在胸外侧部，云门下 1 寸，平第一肋间隙处，距前正中线 6 寸。

功效：止咳平喘、养阴清热、调理肺气。

主治：腰酸背痛、肺结核、咳嗽、哮喘、肺炎、喉痹、气喘、胸闷、胸痛、腹胀等病。

11. 云门穴

位置：在胸前壁的外上方，肩胛骨喙突上方，锁骨下窝凹陷处，距前正中线 6 寸。

功效：调理肺气。

主治：肩关节周围炎、咽喉肿痛、胸痛、咳嗽、哮喘等病。

（二）手少阴心经 9 大要穴

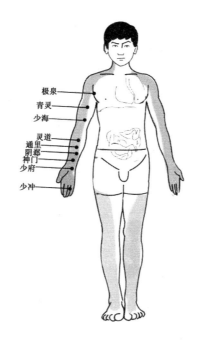

1. 少海穴

位置：屈肘，当肘横纹内侧端与肱骨内上髁连线的中点处。

功效：化瘀宁心、行气活血。

主治：三叉神经痛、肘臂挛痛、心绞痛、胸膜炎、落枕、头痛、目眩、手颤、肘挛、呕吐、健忘等病。

2. 灵道穴

位置：在前臂掌侧，当尺侧腕屈肌腱的桡侧缘，腕横纹上 1.5 寸。

功效：宁心醒神、行气活血。

主治：尺神经麻痹、臂肘挛痛、手痒、心痛、干呕、悲恐、癔症、神昏、失眠等痛。

3. 通里穴

位置：在前臂掌侧，当尺侧腕屈肌腱的桡侧缘，腕横纹上 1 寸。

功效：通经活络、宁心醒神、行气活血。

主治：子宫内膜炎、腕臂酸痛、心动过缓、心绞痛、头晕、神昏、目眩、失眠、癔症、癫痫等病。

4. 青灵穴

位置：在臂内侧，当极泉与少海的连线上，肘横纹上 3 寸，肱二头肌的内侧沟中。

功效：宽胸宁心、行气活血。

主治：肩臂红肿、麻痹、肋痛、心痛等病。

5. 阴郄穴

位置：在前臂掌侧，当尺侧腕屈肌腱的桡侧缘，腕横纹上 0.5 寸。

功效：养阴安神、行气活血。

主治：子宫内膜炎、神经衰弱、鼻出血、盗汗、惊悸、心痛、吐血、喉痹、失眠等病。

6. 神门穴

位置：在腕部，腕掌侧横纹尺侧端，尺侧腕屈肌腱的桡侧凹陷处。

功效：宁心安神、通经活络。

主治：神经衰弱、扁桃体炎、产后失血、无脉症、心痛、吐血、惊风、失眠、健忘、癔症、癫痫等病。

7. 少府穴

位置：在手掌面，第 4、5 掌骨之间，握拳时，当小指尖处。

功效：清心泻火、行气活血。

主治：心律失常、手掌多汗、手指拘挛、月经过多、胸中痛、阴痒、心悸、遗尿、失眠等病。

8. 少冲穴

位置：在小指末节桡侧，距指甲角 0.1 寸（指寸）。

功效：清热醒神、行气活血。

主治：胸胁胀痛、小儿惊厥、心绞痛、心肌炎、高热、中暑、卒中、惊风、癔症、癫狂、昏厥、目黄等病。

9. 极泉穴

位置：在腋窝顶点，腋动脉搏动处。

功效：宽胸宁神、行气活血。

主治：胸闷心悸、乳汁不足、臂肘冷痛、冠心病、肺心病、心绞痛、腋臭等病。

（三）手阙阴心包经 9 大要穴

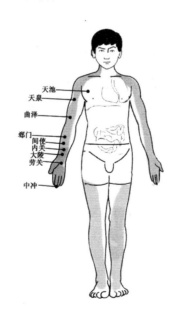

1. 曲泽穴

位置：在肘横纹中，当肱二头肌腱的尺侧缘。

功效：和胃降逆、舒筋活血、清热除烦。

主治：急性胃肠炎、支气管炎、心痛、心悸、腹痛、腹泻、咳嗽、呕吐、烦渴、身热等病。

2. 郄门穴

位置：在前臂掌侧，当大陵与曲泽的连线上，腕横纹上5寸。

功效：调理气血、宁心安神。

主治：风湿性心脏病、乳腺炎、胸膜炎、心绞痛、心悸、胸满、鼻衄（鼻出血）、呕血、癔症等病。

3. 间使穴

位置：在前臂掌侧面，当大陵与曲泽的连线上，腕横纹上3寸，掌长肌腱与桡侧腕屈肌腱之间。

功效：宽胸和胃、宁心安神、清热化痰。

主治：风湿性心绞痛、脑血管后遗症、精神分裂症、子宫内膜炎、肘臂挛痛、胃脘痛、呕吐、热病、疟疾、昏迷、卒中、癔症、癫痫等病。

4. 内关穴

位置：在前臂掌侧，当大陵与曲泽的连线上，腕横纹上2寸。掌长肌腱与桡侧腕屈肌腱之间。

功效：镇经止痛、凝心安神、理气降逆。

主治：风湿性心脏病、胸肋胀痛、肘臂挛痛、心动过速、神经衰弱、精神失常、偏头痛、无脉症、心痛、心悸、呕吐、胃痛、呃逆、惊风、疟疾、热病、失眠、昏迷、眩晕、中暑、癔症、癫痫等病。

5. 大陵穴

位置：在腕横纹的中点处，当掌长肌腱与桡侧腕屈肌腱之间。

功效：宽胸和胃、宁心安神、清热散邪、理气活血。

主治：肘和臂及手挛痛、胸肋胀痛、咽喉肿痛、神经衰弱、心悸、头痛、中暑、胃痛、癔症、癫痫等病。

6. 劳宫穴

位置：在手掌心，当第二、三掌骨之间偏于第三掌骨，握拳屈肘时向中指尖处。

功效：消肿止痒、开窍醒神、清热散邪、活血开窍。

主治：大小便带血、热病汗不出、小儿惊厥、精神病、鹅掌风、胸肋痛、胃痛、鼻衄（鼻出血）、呕吐、黄疸、耳鸣、昏迷卒中、癫痫等病。

7. 中冲穴

位置：在手中指末节尖端中央。

功效：清热散邪、活血开窍。

主治：急慢性惊风、热病无汗、舌强不语、小儿夜啼、高血压、心绞痛、脑出血、昏迷、中暑、卒中、晕厥、癫痫、休克等病。

8. 天池穴

位置：在胸部，当第四肋间隙，乳头外1寸，前正中线旁开5寸。

功效：活血化瘀、宁心安神、宽胸理气。

主治：乳汁分泌不足、腋下肿痛、乳腺炎、脑充血、心绞痛、心悸等病。

9. 天泉穴

位置：在臂内侧，当腋前纹头下2寸，肱二头肌的长、短头之间。

功效：活血通脉，宽胸理气。

主治：上臂内侧痛、肋间神经痛、支气管炎、心动过速、视力减退、心绞痛等病。

（四）手阳明大肠经11大要穴

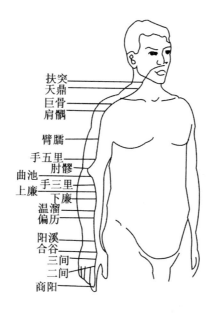

1. 商阳穴

位置：在食指末节桡侧，距指甲角 0.1 寸（指寸）。

功效：苏厥开窍，祛热醒神，疏泻阳明。

功效：热病汗不出、扁桃体炎、高热、牙痛、腹痛、耳聋、目赤、吐泻等病。

2. 二间穴

位置：微握掌，在手食指本节（第 2 掌指关节）前，桡侧凹陷处。

功效：清阴明热，利咽。

主治：扁桃体炎、口眼歪斜、食积、腮肿、鼻衄（鼻出血）等病。

3. 合谷穴

位置：在手背第 1、2 掌骨间，当第二掌骨桡侧的中点处。

功效：通经开窍，疏风镇痛，清泻阳明。

主治：三叉神经痛、热病无汗、口眼歪斜、上肢麻痹、荨麻疹、鹅掌风、手痉挛、精神病、头痛、牙痛、喉痛、臂痛、腹痛、吐泻、便秘、滞产、经闭、消渴、聋哑、卒中等病。

4. 阳溪穴

位置：在腕背横纹桡侧，手拇指向上翘起时，当拇短伸肌腱与拇长伸肌腱之间的凹陷中。

功效：舒筋利节，清热散风。

主治：腕部腱鞘炎、面神经麻痹、咽喉肿痛、腕痛无力、食管痉挛、目痛生翳、耳鸣、耳聋、头痛、咽喉肿痛、臂痛等病。

5. 偏历穴

位置：屈肘，在前臂背面桡侧，当阳溪与曲池连线上，腕横纹上 3 寸。

功效：清热利尿，疏经活络。

主治：腕部腱鞘炎、上肢酸痛、口眼歪斜、耳鸣、牙痛、瘫痪等病。

6. 温溜穴

位置：屈肘，在前臂背面桡侧，当阳溪与曲池连线上，腕模纹上 5 寸。

功效：疏经活络，清泻阳明。

主治：上肢瘫痪、扁桃体炎、口腔炎、头痛、面肿等病。

7. 上廉穴

位置：在前臂背面桡侧，当阳溪与曲池连线上，肘横纹下 3 寸。

功效：通经活络，调理肠胃。

主治：脑血管病后遗症、肠鸣腹痛、肩周炎等病。

8. 手三里穴

位置：在前臂背面桡侧，当阳溪与曲池连线上，肘横纹下 2 寸。

功效：调理肠胃，疏风活络，清泻阳明。

主治：原发性高血压病、上肢不遂、腰背痛、乳腺炎、牙痛腹痛、腹泻、颌肿、胃痛、瘫痪等病。

9. 曲池穴

位置：在肘横纹外侧端，曲肘，当尺泽与肱骨外上髁连线中点。

功效：舒筋利节，调理肠胃，行气活血。

主治：月经不调、阑尾炎、荨麻疹、湿疹、便秘、腹痛、吐泻、咳嗽、哮喘、牙痛、发热、丹毒、癫狂等病。

10. 口禾髎穴

位置：在上唇部，鼻孔外缘直下，平水沟穴。

功效：祛风清热，开窍。

主治：面神经麻痹、嗅觉减退、鼻出血、鼻息肉、腮腺炎等病。

11. 迎香穴

位置：在鼻翼外缘中点旁，当鼻唇沟中。

功效：通利鼻窍，清热散风。

主治：口眼歪斜、水肿、面痛、面痒、鼻疾等病。

（五）手太阳小肠经 9 大要穴

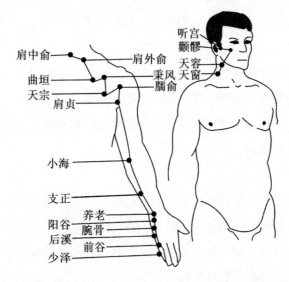

1. 少泽穴

位置：在手小指末节尺侧，距指甲角 0.1 寸（指寸）。

功效：利咽开窍，活络通乳，清热醒神。

主治：神经分裂症、脑血管病、咽喉肿痛、乳汁不足、卒中昏迷、乳腺炎、头痛、目翳、鼻衄（鼻出血）、疟疾等病。

2. 后溪穴

位置：在手掌尺侧，微握拳，当小指本节（第五掌指关节）后的远侧掌横纹头赤白肉际。

功效：清心安神，疏经活络，散风清热。

主治：小儿麻痹后遗症、头项强痛、鹅掌风、热病、感冒、臂痛、耳聋、目翳、癫痫、瘫痪等病。

3. 腕骨穴

位置：在手掌尺侧，当第 5 掌骨基底与钩骨之间的凹陷处，赤白肉际。

功效：疏经活络，清热散风。

主治：尺神经麻痹、颈项强痛、糖尿病、口腔炎、头痛、耳鸣、手肿、指挛、臂痛、瘫痪等病。

4. 阳谷穴

位置：在手腕尺侧，当尺骨茎突与三角骨之间的凹陷处。

功效：舒筋利节，清热泻火。

主治：主治肋间神经痛、手腕酸痛、颊颌肿痛、耳聋、耳鸣、臂痛、目眩、热病等病。

5. 养老穴

位置：在前臂背面尺侧，当尺骨小头近端桡侧凹陷中。

功效：清头明目，舒筋活络，清热利湿。

主治：脑血管病后遗症、急性腰扭伤、肩臂酸痛、小便短赤、口舌生疮、落枕等病。

6. 小海穴

位置：在前臂背面尺侧，当尺骨小头近端桡侧凹陷中。

功效：安神定志，舒筋利节，清心导火。

主治：颈淋巴结核、颈项强痛、小便短赤、精神病、目眩、耳聋、牙痛、颊肿、臂痛、震颤、癫痫、瘫痪等病。

7. 肩贞穴

位置：在肩关节后下方，臂内收时，腋后纹头上1寸。

功效：清头聪耳，舒筋利节。

主治：脑血管病后遗症、上肢肿痛、肩胛酸痛、肩周炎、耳聋、耳鸣、瘫痪等病。

8. 颧髎穴

位置：在面部，当目外眦直下，颧骨下缘凹陷处。

功效：疏经止痛，清热散风。

主治：三叉神经痛、眼睑痉挛、口眼歪斜、目痛、牙痛、面肿等病。

9. 听宫穴

位置：在面部，耳屏前，下颌骨髁状突的后方，张口时呈凹陷处。

功效：清脑聪耳。

主治：下颌关节炎、外耳道炎、失声、耳聋、耳鸣、眩晕、头痛、耳痛、牙痛等病。

（六）手少阳三焦经 16 大要穴

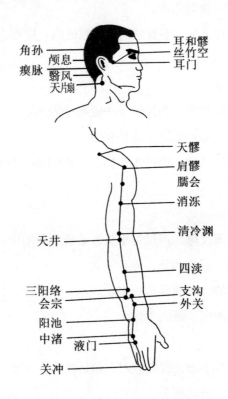

1. 关冲穴

位置：在手环指末节尺侧，距指甲角 0.1 寸 (指寸)。

功效：活血通络，醒神开窍，清三焦热。

主治：小儿消化不良、角膜白斑、目视不明、咽喉肿痛、腮腺炎、头痛、卒中、腹痛、吐泻、口干、中暑、昏迷等病。

2. 液门穴

位置：在手背部，当第 4、5 指间，指蹼缘后方赤白肉际处。

功效：通络止痛，舒筋利节，清三焦热，开窍聪耳。

主治：手背红肿痒痛、手指拘挛、目赤肿痛、咽喉肿痛、耳鸣、耳聋、头痛、眩晕、疟疾、牙痛等病。

3. 中渚穴

位置：在手背第 4、5 掌骨间凹陷处，液门穴直上 1 寸处。

功效：开窍利节，清三焦热。

主治：手指痒痛、咽喉肿痛、热病无汗、耳鸣、头痛、目赤、疟疾等病。

4. 阳纯穴

位置：在手背第4、5掌骨间凹陷处，液门穴直上1寸处。

功效：舒经利节，清三焦热。

主治：流行性感冒、手腕肿痛、上肢肿痛、风湿病、糖尿病、感冒、虚劳、麻痹、耳聋、疟疾等病。

5. 外关穴

位置：在前臂背侧，当阳池与肘尖的连线上，腕背横纹上2寸尺骨与桡骨之间。

功效：疏经活络、清三焦热、镇惊散风。

主治：原发性高血压、肘骨屈伸不利、手指肿痛麻痹、腕痛无力、目赤肿痛、胸肋痛、热病、感冒、头痛、耳聋、耳鸣、落枕、牙痛等病。

6. 会宗穴

位置：在前臂背侧，当腕臂横纹上3寸支沟尺侧，尺骨的桡侧缘。

功效：安神定态、清利三焦、疏经活络。

主治：上肢痛、哮喘、耳聋、瘫痪、癫痫等病。

7. 四渎穴

位置：在前臂背侧当阳池与肘尖的连线上肘尖下5寸尺骨与桡骨之间。

功效：清利咽喉、疏经活络。

主治：神经衰弱、咽喉痛、聋哑、麻痹、头痛、牙痛等病。

8. 天井穴

位置：在臂外侧，屈肘时当肘尖直上1寸凹陷处。

功效：舒筋利节、清热化痰。

主治：肘关节及上肢软组织损伤、胸肋胀痛、偏头痛、咳嗽颈肿、颊肿、耳聋、耳鸣、癫痫等病。

9. 臑会穴

位置：在臂外侧当肘尖与肩髎下3寸三角肌的后下缘。

功效：化痰散结、疏经活络。

主治：甲状腺肿、上肢无力、肩臂酸痛、肩背痛、项强、瘫痪等病。

10. 肩髎穴

位置：在肩部，肩髃后方，当臂外展时于臂峰后下方呈凹陷处。

功效：通经活络、舒筋利节。

主治：脑血管病后遗症、肩关节炎、荨麻疹、胸膜炎、偏瘫等病。

11. 翳风穴

位置：在耳垂后方当乳突与下颌角之间的凹陷处。

功效：通关开窍、清热化痰。

主治：面神经麻痹、三叉神经痛、口眼歪斜、扁桃体炎、腮腺炎、耳聋、耳鸣、牙痛、口噤等病。

12. 瘛脉穴

位置：在头部耳后乳突中央，当角孙至翳风之间沿耳轮连线的中下部 1/3 的交点处。

功效：活络通窍、熄风解痉。

主治：小儿惊痫、视物不清、呕吐、泄泻、耳聋、耳鸣、惊恐等病。

13. 颅息穴

位置：在头部，当角孙至翳风之间，沿耳轮连线的上、中 1/3 的交点处。

功效：通窍聪耳、清热散风。

主治：视网膜出血、小儿惊痫、耳中肿痛、中耳炎、耳聋、耳鸣、头痛、身热等病。

14. 角孙穴

位置：在头部，折耳郭向前，当耳尖上入发际处。

功效：清肿止痛、清热散风。

主治：视神经萎缩、视网膜出血、耳中肿痛、目赤生翳、耳郭红肿、头痛、牙痛等病。

15. 耳门穴

位置：在面部，当耳屏上切迹的前方，下颌骨髁突后缘，张口有凹陷处。

功效：通关开窍、清热散风。

主治：下颌关节炎、中耳炎、耳聋、耳鸣、聋哑、颌肿眩晕、牙痛、头痛等病。

16. 丝竹空穴

位置：在面部，当眉梢凹陷处。

功效：明目镇惊、清热散风。

主治：视神经萎缩、视网膜出血、目赤肿痛、迎风流泪、口眼歪斜、眼睑震颤、近视、眩晕、青盲等病。

（七）足阳明胃经 21 大要穴

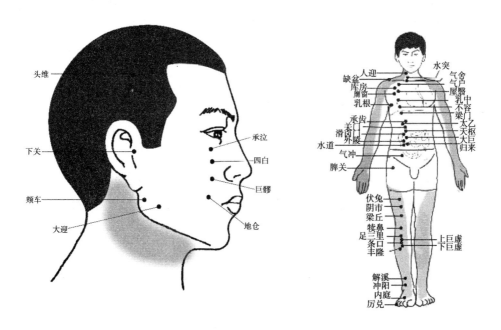

1. 足三里穴

位置：在小腿前外侧，当犊鼻下 3 寸，距胫骨前缘一横指（中指）。

功效：疏经通络、升降气机、调理脾胃、镇痉止痛。

主治：急慢性胰腺炎、十二指肠溃疡、下肢肿痛麻痹、神经衰弱、胃酸缺乏、高血压、冠心病、心绞痛、乳腺炎、腹胀、腹泻、便秘、虚劳、胃痛、痹症等病。

2. 上巨虚穴

位置：在小腿外侧，当犊鼻下 6 寸，距胫骨前缘一横指（中指）。

功效：疏经活络、调理肠道。

主治：脑血管病后遗症、下肢肿痛、消化不良、腹痛、腹胀、痢疾、便秘、胃痛、瘫痪、麻痹、结肠炎等病。

3. 丰隆穴

位置：在小腿外侧，当外踝尖上8寸，条口外，距胫骨前缘二横指（中指）。

功效：疏经活络、祛痰降逆。

主治：脑血管病后遗症、下肢肿痛、哮喘痰多、高血压、肥胖病、精神病、腹痛、痢疾、便秘、头痛、目眩、癫痫、瘫痪、咳嗽、咽痛、瘾症等病。

4. 解溪穴

位置：在足背与小腿交界处的横纹中央凹陷中，当拇长伸肌腱与趾长伸肌腱之间。

功效：镇惊安神、舒筋利节、通调肠胃。

主治：下肢麻痹、足腕下垂、踝关节炎、精神病、腹胀、便秘、头痛、面肿等病。

5. 冲阳穴

位置：在足背最高处，当拇长伸肌腱与趾长伸肌腱之间，足背动脉搏动处。

功效：疏风通络、健脾利湿。

主治：风湿性关节炎、口眼歪斜、头面水肿、足背肿痛、精神病、胃痛、腹胀、牙痛等病。

6. 陷谷穴

位置：在足背，当2、3跖骨结合部前方凹陷处。

功效：理气止痛、疏风通络、健脾利湿。

主治：足麻无力、脚背肿痛、头面水肿、肠胃炎、肾炎、腹痛等病。

7. 内庭穴

位置：在足背，当2、3趾之间，趾蹼缘后方赤白肉际处。

功效：清热镇痛、调理肠胃、祛风活络。

主治：足背红肿疼痛、急慢性肠炎、口眼歪斜、阑尾炎、胃痛、腹胀、便秘、痢疾、喉痹、鼻衄（鼻出血）等病。

8. 气舍穴

位置：在颈部，当锁骨内侧端的上缘，胸锁乳突肌的胸骨头与锁骨之间。

功效：理气化痰、清肺利咽。

主治：甲状腺肿大、消化不良、咽喉肿痛、咳嗽、哮喘、落枕等病。

9. 缺盆穴

位置：在锁骨上窝中央，距前正中线 4 寸。

功效：止咳平喘、理气化痰、清肺利咽。

主治：甲状腺肿大、颈淋巴结核、咽喉肿痛、咳嗽、哮喘胸闷等病。

10. 梁门穴

位置：在上腹部，当脐中上 4 寸，距前正中线 2 寸。

功效：健脾调中、调理胃气。

主治：胃及十二指肠溃疡、胃神经功能症、食欲缺乏、完谷不化、腹胀、泄泻、呕吐、胃痛、肠鸣等病。

11. 天枢穴

位置：在腹中部，距脐中 2 寸。

功效：行气活血、调理肠胃。

主治：急慢性肠炎、消化不良、月经不调、腹泻、腹胀、腹痛、痢疾、便秘、痛经、阑尾炎、癫痫等病。

12. 水道穴

位置：在下腹部，当脐中下 3 寸，距前正中线 2 寸。

功效：调经止痛、通调水道。

主治：小便不利、小腹胀痛、月经不调、膀胱炎、盆腔炎、尿道炎、腹水、肾炎、痛经、不孕、疝气等病。

13. 气冲穴

位置：在腹股沟稍上方，当脐中下 5 寸，距前正中线 2 寸。

功效：理气止痛、调肝补肾、行气活血。

主治：泌尿系统感染、月经不调、阴部肿痛、阴茎痛、腹痛、阳痿、疝气等病。

14. 承泣穴

位置：在面部，瞳孔直下，当眼球与眶下缘之间。

功效：疏风活络、清头明目。

主治：急慢性结膜炎、口眼歪斜、目赤肿痛、眩晕、头痛、近视、流泪、青芒等病。

15. 四白穴

位置：在面部，瞳孔直下，当眶下缘孔凹陷处。

功效：疏风活络、清头明目。

主治：三叉神经痛、面肌抽搐、口眼歪斜、青光眼、目痛、眩晕、头痛、近视、鼻炎等病。

16. 巨髎穴

位置：在面部，瞳孔直下，平鼻翼下缘处，当鼻唇沟外侧。

功效：疏经镇痛、清热散风。

主治：三叉神经痛、口眼歪斜、目痛、齿痛、鼻衄（鼻出血）、鼻塞、面瘫等病。

17. 地仓穴

位置：在面部，口角外侧，上直瞳孔。

功效：疏经镇痛、清热散风。

主治：三叉神经痛、口腔炎、牙痛、失声、惊风、颊肿、流涎等病。

18. 大迎穴

位置：在下颌角前方，咬肌附着部的前缘，当面动脉搏动处。

功效：消肿止痛、祛风通络。

主治：三叉神经痛、面神经麻痹、颈淋巴结核、眼睑痉挛、龋齿疼痛等病。

19. 颊车穴

位置：在下颌角前方，咬肌附着部的前缘，当面动脉搏动处。

功效：疏风清热、疏经止痛、通利牙关。

主治：三叉神经痛、颈项强痛、口眼歪斜、牙关紧闭、舌强不语、扁桃体炎、腮腺炎、失声、牙痛、口疮、颊肿、卒中等病。

20. 下关穴

位置：在面部耳前方，当颧弓与下颌切迹所形成的凹陷处。

功效：聪耳通络、清热止痛、疏风开窍。

主治：下颌关节炎、三叉神经痛、耳痛、耳聋、耳鸣、面瘫、牙痛、龈肿、眩晕等病。

21. 头维穴

位置：在头侧部，当额角发际上 0.5 寸，头正中线旁 4.5 寸。

功效：清头明目、疏风止痛。

主治：口眼歪斜、视物不清、高血压、眼跳、目痛、眩晕、面肿等病。

（八）足少阳胆经 21 大要穴

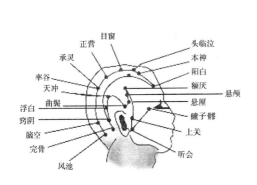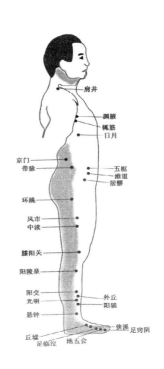

1. 环跳穴

位置：在股外侧部，侧卧屈股，当股骨大转子最凸点与骶管裂孔连线的外 1/3 与中 1/3 交点处。

功效：舒筋利节、祛风利湿。

主治：坐骨神经痛、风寒湿痹痛、下肢肿痛、半身不遂、髋关节炎、膝经痛、荨麻疹、瘫痪、麻痹、带下、痔疮等病。

2. 风市穴

位置：在大腿外侧部的中线上，当腘横纹上 7 寸。或直立垂手时，中指尖处。

功效：疏经活络、祛风利湿。

主治：小儿麻痹后遗症、神经性皮炎、膝关节痛、卒中偏瘫、风寒湿痹、半身不遂、全身瘙痒、荨麻疹、脚气等病。

3. 阳陵泉穴

位置：在膝外侧，腓骨小头前下方之凹陷中。

功效：舒筋利节、清泄肝胆。

主治：原发性高血压、小儿麻痹后遗症、下肢肿痛麻痹、坐骨神经痛、肋间神经痛、半身不遂、胆囊炎、口苦、呕吐、胸满、肋痛、脚气等病。

4. 悬钟穴

位置：在小腿外侧，当外踝尖上 3 寸，腓骨前缘。

功效：平肝熄风、疏经活络、清肝胆热。

主治：卒中后遗症、咽喉肿痛、颈项强痛、胸胀痛、头痛、腹痛、肋痛、伤寒、脚气、瘫痪、麻痹、痔血、落枕等病。

5. 丘墟穴

位置：在足踝的前下方，当趾长伸肌腱的外侧凹陷处。

功效：健脾利湿、舒筋利节、清肝胆热。

主治：坐骨神经痛、颈项强痛、胸肋胀痛、足跟肿痛、腋下肿痛、胆囊炎、麻痹等病。

6. 足临泣穴

位置：在足踝的前下方，当趾长伸肌腱的外侧凹陷处。

功效：熄风化痰、疏经止痛、清肝胆热。

主治：月经不调、胸肋胀痛、足背肿痛、乳腺炎、头痛、目痛、耳鸣、热病、胸满、疟疾等病。

7. 侠溪穴

位置：在足背外侧，当第 4、5 趾间，趾蹼缘后方赤白肉际处。

功效：疏经活络、平肝熄风、消肿止痛。

主治：坐骨神经痛、足背肿痛、胸肋胀痛、全身串痛、目痛不明、乳腺炎、经闭、热病、疟疾、头痛、眩晕、耳聋等病。

8. 足窍阴穴

位置：在足第 4 趾末节外侧，距趾甲角 0.1 寸（指寸）。

功效：疏肝解郁、清肝胆热。

主治：脑血管病后遗症、咽喉肿痛、扁桃体炎、手足烦热、胸肋胀痛、高血压、头痛、目痛、哮喘、失眠、热病、耳聋等病。

9. 瞳子髎穴

位置：在面部，目外眦旁，当眶外侧缘处。

功效：平肝熄风、明目退翳、清热散风。

主治：视神经萎缩、视网膜出血、三叉神经痛、迎风流泪、口眼歪斜、角膜炎、结膜炎、近视、头痛、眩晕等病。

10. 听会穴

位置：在面部，当耳屏间切迹的前方，下颌骨髁突的后缘，张口有凹陷处。

功效：通关开窍、清热散风。

主治：脑血管病后遗症、下颌关节炎、下颌脱臼、耳中肿痛、口眼歪斜、耳鸣、聋哑、腮肿等病。

11. 悬厘穴

位置：在头部鬓发上，当头维与曲鬓弧形连线的上 3/4 与下 1/4 交点处。

功效：解表通络、清热散风。

主治：三叉神经痛、目赤肿痛、偏头痛、面红肿、鼻炎、牙痛等病。

12. 曲鬓穴

位置：在头部，当耳前鬓角发际后缘的垂线与耳尖水平线交点处。

功效：活络止痛，通关开窍，清热散风。

主治：三叉神经痛、视神经萎缩、视网膜出血、口眼歪斜、颌颊肿痛、牙关紧闭、青光眼、偏头疼、耳鸣等病。

13. 率谷穴

位置：在头部，当耳尖直上入发际 1.5 寸，角孙直上方。

功效：平肝活络、清热散风。

主治：三叉神经痛、小儿高烧、偏头痛、偏瘫、眩晕、耳聋、耳鸣等病。

14. 天冲穴

位置：在头部，当耳根后缘直上入发际 2 寸，率谷后 0.5 寸处。

功效：清热消肿，祛风定惊。

主治：甲状腺肿、牙龈炎、耳聋、耳鸣、头痛等病。

15. 完骨穴

位置：在头部，当耳后乳突的后下方凹陷处。

功效：通络定神、清热散风。

主治：视神经萎缩、视网膜出血、颈项强痛、口眼歪斜、咽喉肿痛、耳后痛、头痛、失眠等病。

16. 本神穴

位置：在头部，当前发际上 0.5 寸，神庭旁开 3 寸，神庭与头维连线的内 2/3 与外 1/3 的交点处。

功效：安神止痛，清热散风。

主治：卒中后遗症、小儿惊风、视物不明、头痛、目眩、癫痫等病。

17. 阳白穴

位置：在前额部，当瞳孔直上，眉上 1 寸。

功效：祛风湿热、清头明目。

主治：视网膜出血、三叉神经痛、角膜痒痛、口眼歪斜、眼睑痉挛、近视、夜盲、流泪、头痛、目眩等病。

18. 头临泣穴

位置：在头部，当瞳孔直上入前发际 0.5 寸，神庭与头维连线的中点处。

功效：安神定志、聪耳明目、清热散风。

主治：小儿高热惊厥、急性结膜炎、卒中昏迷、鼻塞流涕、头痛、目眩、癫痫等病。

19. 正营穴

位置：在头部，当前发际上 2.5 寸，头正中线旁开 2.25 寸。

功效：疏风止痛、平肝明目。

主治：视神经萎缩、牙痛、头痛、呕吐等病。

20. 脑空穴

位置：在头部，当枕外隆凸的上缘外侧，头正中线旁开 2.25 寸。

功效：散风清热、醒脑宁神。

主治：肩颈部肌痉挛、精神病、感冒、哮喘、头痛、鼻炎、耳鸣等病。

21.风池穴

位置：在项部，当枕骨之下，与风府相平，胸锁乳突肌与斜方肌上端之间的凹陷处。

功效：健脑安神，清头明目，祛风解表。

主治：视网膜出血、视神经萎缩、半身不遂、卒中不语、神经衰弱、热病无汗、健忘失眠、感冒、头痛、近视、鼻塞、耳聋等病。

（九）足太阳膀胱经25大要穴

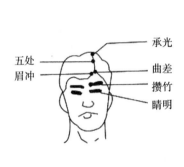
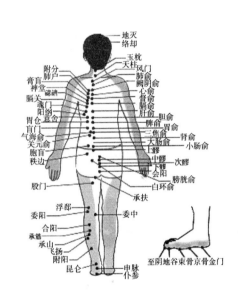

1.委中穴

位置：在腘横纹中点，当股二头肌腱与半腱肌肌腱的中间。

功效：舒筋利节、清热散邪。

主治：原发性高血压、髋关节活动不利、坐骨神经痛、急性胃肠炎、下肢挛痛、膝肿痛、牛皮癣、荨麻疹、鼻出血、中暑、腹痛、腰痛、吐泻等病。

2.承山穴

位置：在小腿后面正中，委中与昆仑之间，当伸直小腿或足跟上提时腓肠肌肌腹下出现尖角凹陷处。

功效：止痛消痔、舒筋利节。

主治：下肢肿痛麻痹、腓肠肌痉挛、坐骨神经痛、腿痛转筋、足跟肿痛、腰痛、痔疮、脱肛、便秘、脚气、痛经等病。

3. 昆仑穴

位置：在足部外踝后方，当外踝尖与跟腱之间的凹陷处。

功效：解表散寒、舒筋利节。

主治：下肢麻痹瘫痪、坐骨神经痛、小腿关节扭伤、胎衣不下、难产、阴肿、头痛、项强、目眩、脚气等病。

4. 申脉穴

位置：在足外侧部，外踝直下方凹陷处。

功效：舒筋活络、祛散风寒。

主治：脑血管病后遗症、腰腿酸痛、下肢麻木、热病恶寒、精神病、头痛、眩晕、癫痫、瘫痪、无力等病。

5. 金门穴

位置：在足外侧，当外踝前缘直下，骰骨下缘处。

功效：安神开窍、清热散风。

主治：下肢麻痹转筋、小儿惊风、癫痫、惊风、昏厥等病。

6. 京骨穴

位置：在足外侧，第5跖骨粗隆下方，赤白肉际处。

功效：舒筋明目、疏经活络、清热散风。

主治：腰胯酸痛、腿脚痉挛、心痛、目痛、头痛、眩晕等病。

7. 至阴穴

位置：在足小趾末节外侧，距趾甲0.1寸（指寸）。

功效：正胎催产、通利下焦、清热散风。

主治：脑血管病后遗症、胎位不正、难产、滞产、遗精、尿闭、头痛、目痛、眩晕、鼻塞等病。

8. 厥阴俞穴

位置：在背部，当第4胸椎棘突下，旁开1.5寸。

功效：疏通血脉、理气活血。

主治：风湿性心脏病、冠心病、胸痛、肋痛、咳嗽、呕吐等病。

9. 心俞穴

位置：在背部，当第 5 胸椎棘突下，旁开 1.5 寸。

功效：化痰宁心、理气活血。

主治：肩臂酸痛、心脏病、胸闷、咳嗽、哮喘、吐血、盗汗、健忘、遗精、癫痫等病。

10. 膈俞穴

位置：在背部，当第 7 胸椎棘突下，旁开 1.5 寸。

功效：调补气血、宽胸降逆。

主治：小儿营养不良、淋巴结结核、肩臂酸痛、胸闷胀痛、饮食不下、呕吐、便血、贫血、呃逆、胃痛、咳嗽、哮喘、盗汗等病。

11. 肝俞穴

位置：在背部，当第 9 胸椎棘突下，旁开 1.5 寸。

功效：养血明目、清泄肝胆。

主治：肋间神经痛、淋巴结结核、视神经萎缩、视网膜出血、乳汁不足、脊背酸痛、胸肋胀痛、胆囊炎、胃扩张等病。

12. 脾俞穴

位置：在背部，当第 11 胸椎棘突下，旁开 1.5 寸。

功效：利湿升清、益气活血、健脾利湿。

主治：出血性疾病、消化不良、月经不调、糖尿病、胃溃疡、荨麻疹、腹胀、胃痛、肠鸣、黄疸、痢疾、崩漏、呕吐、水肿等病。

13. 胃俞穴

位置：在背部，当第 11 胸椎棘突下，旁开 1.5 寸。

功效：理中降逆、健脾助运、滋养胃阴。

主治：腰背酸痛、饥不思食、营养不良、胃下垂、胃扩张、胃痛、腹胀、痔疾、泄泻、干呕等病。

14. 三焦俞穴

位置：在腰部，当第 1 腰椎棘突下，旁开 1.5 寸。

功效：通调水道、湿阳化气。

主治：消化不良、腰背疼痛、神经衰弱、水肿、肠鸣、腹胀、呕吐等病。

15. 肾俞穴

位置：在腰部，当第 2 腰椎棘突下，旁开 1.5 寸。

功效：清热利湿、益肾固精。

主治：脑血管病后遗症、视神经萎缩、视网膜出血、精液缺乏、月经不调、腰背疼痛、神经衰弱、遗精、遗尿、阳痿、早泄、尿血、耳鸣、肾炎、带下等病。

16. 大杼穴

位置：在背部，当第 1 胸椎棘突下，旁开 1.5 寸。

功能：疏调筋骨、疏风解表。

主治：支气管哮喘、支气管炎、肩胛酸痛、脊背酸痛、咽喉肿痛、感冒、咳嗽、头痛、目眩等病。

17. 风门穴

位置：在背部，当第 2 胸椎棘突下，旁开 1.5 寸。

功能：清热宣肺，祛风解表。

主治：肩背软组织疾病、支气管炎、头痛项强、胸背疼痛、伤风、感冒、咳嗽、哮喘、肺炎、麻疹等病。

18. 肺俞穴

位置：在背部，当第 3 脊椎棘突下，旁开 1.5 寸。

功效：养阴清肺、疏散风热。

主治：肩背强痛、腰肌劳损、荨麻疹、肺结核、盗汗、感冒、咳嗽、发热、肺炎、胸痛等病。

19. 睛明穴

位置：在面部，目内眦角稍上方凹陷处。

功效：活血明目、疏风清热。

主治：一切眼病。

20. 攒竹穴

位置：在面部，当眉头陷中，眶上切迹处。

功效：通络明目、疏风清热。

主治：一切眼病及头痛、失眠、鼻炎、面肿等病。

21. 眉冲穴

位置：在头部，当攒竹穴直上入发际 0.5 寸，神庭与曲差连线之间。

功效：镇经宁神、清脑散风。

主治：目赤肿痛、眩晕、头痛、鼻塞、流涕等病。

22. 承光穴

位置：在头部，当前发际线正中直上 2.5 寸，旁开 1.5 寸。

功效：祛风通窍、清热明目。

主治：面部神经麻痹、角膜白斑、鼻息肉、头痛、眩晕、鼻炎等病。

23. 通天穴

位置：在头部，当前发际正中直上 4 寸，旁开 1.5 寸。

功效：通利鼻窍、清脑散风。

主治：三叉神经痛、面神经麻痹、支气管炎、鼻塞、鼻衄（鼻出血）、眩晕、偏瘫、头痛等病。

24. 络却穴

位置：在头部，当前发际正中直上 5.5 寸，旁开 1.5 寸。

功效：平肝熄风、清热安神。

主治：面神经麻痹、甲状腺肿、精神病、抑郁症、鼻炎、近视、头痛、眩晕等病。

25. 天柱穴

位置：在项部，大筋（斜方肌）外缘之后发际凹陷中，约当后发际正中旁开 1.3 寸。

功效：通经活络、清头散风。

主治：神经衰弱、项劲强痛、肩背酸痛、目视不明、头痛、感冒、鼻塞、流涕、失眠、健忘等病。

（十）足厥阴肝经 9 大要穴

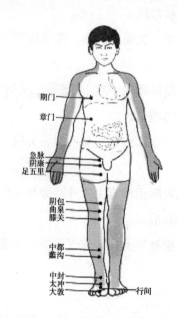

1. 蠡沟穴

位置：在小腿内侧，当足内踝尖上 5 寸，胫骨内侧面的中央。

功效：调经止带、清利下焦、疏肝理气。

主治：子宫内膜炎、会阴湿痒、下肢肿胀、小腹肿痛、月经不调、子宫出血、小便不利、赤白带下、遗尿、疝气、麻痹等病。

2. 中封穴

位置：在足背侧，当足内踝前，商丘与解溪连线之间，胫骨前肌腱的内侧凹陷处。

功效：舒筋通络、清利下焦、疏肝理气。

主治：小腿关节肿痛、尿路感染、小腹肿痛、遗精、淋病、疝气、肝炎、疟疾等病。

3. 太冲穴

位置：在足背侧，当第 1 跖骨间隙的后方凹陷处。

功效：清利下焦、调经和血、疏肝理气。

主治：原发性高血压、子宫收缩不全、泌尿系感染、口眼歪斜、月经不调、赤白带下、足趾挛痛、尿闭、遗尿、胸满、头痛、淋病、阴肿、失眠、癔症等病。

4. 中都穴

位置：在小腿内侧，当足内踝尖上 7 寸，胫骨内侧面的中央。

功效：固冲止崩、疏肝理气。

主治：产后恶露不尽、下肢麻痹疼痛、月经不调、赤白带下、下腹肿胀、腰痛、崩漏、疝气、泄泻、痢疾等病。

5. 行间穴

位置：在足背侧，当第 1、2 趾间，趾蹼缘的后方赤白肉际处。

功效：镇惊止痛、调经和血、疏肝理气。

主治：急慢性腰腿痛、月经失调、神经衰弱、口眼歪斜、痛经、白带、崩漏、阴肿、消渴、黄疸、胸痛、肋痛、心痛、目肿、流泪、善怒、呕血、脚气等病。

6. 大敦穴

位置：在足大趾末节外侧，距趾甲角 0.1 寸（指寸）。

功效：外举下陷、固冲止崩、清热醒神。

主治：功能性子宫出血、脑出血后遗症、外阴瘙痒、子宫脱垂、小便频数、神经衰弱、闭经、痛经、遗尿、阴肿、疝气、淋病、腹胀、失血、惊风、头痛、胃痛、癫痫、脚气、昏厥等病。

7. 章门穴

位置：在侧腹部，当第 11 肋游离端的下方。

功效：清热利湿、活血化瘀、疏调肝脾。

主治：大小便不利、消化不良、肝脾大、黄疸、呃逆、腹胀、肠鸣、胃痛、肋痛、呕吐、泄泻等病。

8. 期门穴

位置：在胸部，当乳头直下，第 6 肋间隙，前正中线旁开 4 寸。

功效：理气活血、疏调肝脾。

主治：胃肠神经官能症、肋间神经痛、肝脾大、饮食不下、乳汁不足、乳腺炎、胸满、腹胀、胃痛、黄疸、哮喘等病。

9. 阴包穴

位置：在大腿内侧，当股骨内上髁上4寸，股内肌与缝匠肌之间。

功效：通调下焦，理气活血。

主治：下腹肿胀麻痹、月经不调、小便不利、小腹痛、遗精、遗尿、阳痿等病。

（十一）足太阴脾经14大要穴

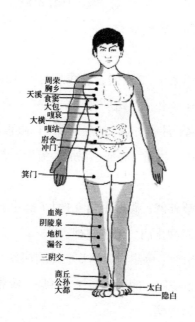

1. 血海穴

位置：屈膝，在大腿内侧，髌底内侧端上2寸，当股四头肌内侧头的隆起处。

功效：调和气血、祛风利湿。

主治：功能性子宫出血、腿膝肿痛、股内侧痛、月经不调、阴痒、痛经、经闭、崩漏、贫血、麻痹、脚气等病。

2. 阴陵泉穴

位置：在小腿内侧，当胫骨内侧髁后下方凹陷处。

功效：通经活络、调补肝肾、健脾利湿。

主治：下肢麻痹、小便不利、月经不调、遗精、遗尿、阴痛、带下、尿闭、腹痛、腹胀、泄泻、水肿、黄疸、膝痛等病。

3. 地机穴

位置：在小腿内侧，当内踝尖与阴陵泉的连线上，阴陵泉下 3 寸。

功效：健脾利湿、调补肝肾。

主治：功能性子宫出血、月经不调、小便不利、下肢冷痛、遗精、遗尿、白带、水肿、腹痛、泄泻、痛经等病。

4. 漏谷穴

位置：在小腿内侧，当内踝尖与阴陵泉的连线上，距内踝尖 6 寸，胫骨内侧缘后方。

功效：利尿除湿、健脾利湿。

主治：急慢性肠胃炎、下肢肿痛、小便不利、水肿、泄泻、遗精、疝气、腹痛、麻痹、脚气等病。

5. 三阴交穴

位置：在小腿内侧，当足内踝尖上 3 寸，胫骨内侧缘后方。

功效：调补肝肾、健脾益气。

主治：一切妇科疾病及原发性高血压、急慢性肠胃炎、细菌性痢疾、肝脾大、神经衰弱、胃痛、腹胀、消渴、眩晕、泄泻、遗精、阳痿等病。

6. 商丘穴

位置：在足内踝前下方凹陷中，当舟骨结节与内踝尖连线的中点处。

功效：通调肠胃、健脾利湿。

主治：小腿关节酸痛麻痹、消化不良、舌强不语、泄泻、便秘、腹胀、肠鸣、呃逆、呕吐、肿痛等病。

7. 公孙穴

位置：在足内侧缘，当第 1 跖骨基底的前下方。

功效：调理肠胃、健脾利湿。

主治：急慢性胃肠炎、足痛无力、消化不良、胃痛、腹胀、水肿、癔症、呕吐、泻痢、热病、疟疾等病。

8. 太白穴

位置：在足内侧缘，当足大趾本节（第 1 跖趾关节）后下方赤白肉际凹陷处。

功效：通调肠胃、健脾利湿。

主治：肢体沉重、消化不良、腹痛、腹胀、呕吐、胸满、便秘、泻痢、胃痛、脚气等病。

9. 大都穴

位置：在足内侧缘，当足大趾本节（第一跖趾关节）前下方赤白肉际凹陷处。

功效：泻热止痛、镇惊祛风、健脾利湿。

主治：足趾肿痛、小儿惊风、腹胀、暴泻、呕吐、胃痛、足痛、厥冷等病。

10. 隐白穴

位置：在足大趾末节内侧，距趾甲角 0.1 寸（指寸）。

功效：调经统血、益气活血、开窍醒神。

主治：功能性子宫出血、月经不调、小儿抽搐、食不下、腹胀、呕吐、泄泻、癫狂、带下、崩漏等病。

11. 大横穴

位置：在腹中部，距脐中 4 寸。

功效：温中散寒，通调肠胃。

主治：流行性感冒、绕脐痛、便秘、泄泻、痢疾、腹痛、脏躁等病。

12. 府舍穴

位置：在下腹部，当脐中下 4 寸，冲门上方 0.7 寸，距前正中线 4 寸。

功效：温经活血，调中益气。

主治：子宫脱垂、下腹胀痛、睾丸炎、疝气等病。

13. 周荣穴

位置：在胸外侧，当第 2 肋间隙，距前正中线 6 寸。

功效：宣肺平喘、宽胸理气。

主治：肋间神经痛、支气管哮喘、咳嗽气逆、食不下等病。

14. 大包穴

位置：在侧胸部，腋中线上，当第 6 肋间隙处。

功效：理气活血。

主治：四肢无力、胸肋胀痛、全身痛、咳嗽、哮喘等病。

（十二）足少阴肾经 11 大要穴

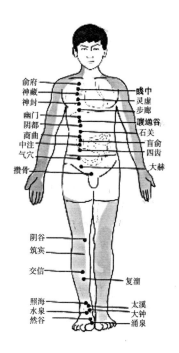

1. 筑宾穴

位置：在小腿内侧，当太溪与阴谷的连线上，太溪上 5 寸，腓肠肌肌腹的内下方。

功效：宁心安神、清热利湿、调补肝肾。

主治：小腿酸痛无力、神经性呕吐、小儿胎毒、膀胱炎、肾炎、腹痛、遗尿、癫痫、疝气、癔症等病。

2. 交信穴

位置：在小腿内侧，当太溪直上 2 寸，复溜前 0.5 寸，胫骨内侧缘的后方。

功效：调理二便、调补肝肾。

主治：大小便不利、子宫垂脱、胫内侧痛、月经不调、睾丸肿痛、白带、崩漏、痢疾、淋病、经闭等病。

3. 复溜穴

位置：在小腿内侧，太溪直上 2 寸，跟腱的前方。

功效：滋阴补肾、清热利湿。

主治：小儿麻痹后遗症、月经不调、尿道感染、下肢水肿、视力减退、小腿寒冷、淋病、尿闭、盗汗、肾炎、腹胀、泻痢、自汗等病。

4. 照海穴

位置：在足内侧，内踝尖下方凹陷处。

功效：调经止痛、清热利湿、滋阴补肾。

主治：小儿麻痹后遗症、半身不遂、咽喉肿痛、神经衰弱、小便频数、子宫脱落、外阴瘙痒、赤白带下、月经不调、脚气红肿、遗尿、阴痛、便秘等病。

5. 大钟穴

位置：在足内侧，内踝后下方，当跟腱附着部的内侧前方凹陷处。

功效：滋肾清肺、调理二便。

主治：足跟肿痛、咽喉肿痛、神经衰弱、口腔炎、遗尿、尿闭、哮喘、咯血、痴呆等病。

6. 太溪穴

位置：在足内侧，内踝后方，当内踝尖与跟腱之间的凹陷处。

功效：清热利湿、滋阴补肾。

主治：足跟肿痛、下肢麻痹、月经不调、神经衰弱、小便频数、膀胱炎、遗精、失眠、肾炎、阳痿、遗尿、耳聋、心痛、腰痛、牙痛、咳嗽、喉痹等病。

7. 然谷穴

位置：在足内侧缘，足舟骨粗隆下方，赤白肉际。

功效：清热利湿、滋阴补肾。

主治：足跗肿痛、小儿脐风、咽喉肿痛、月经不调、脚气、阴痒、阳痿、遗精、消渴、咯血、泻痢、自汗、心痛、盗汗等病。

8. 涌泉穴

位置：在足底部，卷足时足前部凹陷处，约当足底 2、3 趾趾缝纹头端与足跟连线的前 1/3 与后 2/3 交点上。

功效：苏厥开窍、交济心肾、清热醒神。

主治：咽喉肿痛、小便不利、头顶痛、足趾痛、卒中、休克、眩晕、目眩、失眠、黄疸、便秘、水肿等病。

9. 大赫穴

位置：在下腹部，当脐中下 4 寸，前正中线旁开 0.5 寸。

功效：调经止痛、清热利湿、调补肝肾。

主治：子宫脱垂、月经不调、赤白带下、遗精、阳痿等病。

10. 俞府穴

位置：在胸部，当锁骨下缘，前正中线旁开 2 寸。

功效：降逆平喘、宣肺理气。

主治：支气管炎、胸肋胀痛、食欲缺乏、呼吸困难、胸痛、哮喘、咳嗽、腹胀、呕吐等病。

11. 幽门穴

位置：在上腹部，当脐中上 6 寸，前正中线旁开 0.5 寸。

功效：降逆止呕、调理胃肠。

主治：消化不良、乳汁缺乏、乳腺炎、胃溃疡、呃逆、呕吐、胃痛等病。

病 症 篇

第一节 常见病症

一、头晕

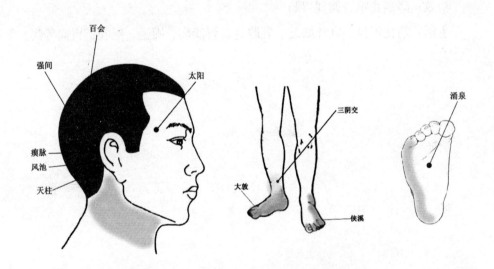

头晕是一种常见的脑部功能性障碍，也是临床常见的症状之一。可由多种原因引起，最常见于发热性疾病，高血压病，脑动脉硬化等。临床表现为视物旋转，站立不稳，但无意识障碍等。

（一）刮痧小妙招

（1）有效经穴：①督脉：百会、强间；②膀胱经：天柱；③经外奇穴：太阳；④脾经：三阴交；⑤胆经：风池、侠溪；⑥肝经：大敦；⑦三焦经：瘈脉；⑧肾经：涌泉。

（2）经穴释义：①百会、风池：滋阴潜阳，养神醒脑；②三阴交乃肝脾肾交会穴，滋养肝肾；③涌泉：开窍醒神，交济心肾；④大敦：补气，行血，补虚；⑤风池、侠溪：疏通少阳经气。

（3）照图刮拭顺序：①全头；②眉梢外下侧；③足内踝上侧；④足背；⑤足底；⑥大趾外侧。

（二）小提示——身体健康是根本

（1）坚持体育锻炼，其中太极拳、八段锦、气功等，对增强人体正气，预防和治疗眩晕都有良好作用。

（2）保持心情舒畅，防止七情内伤。

（3）要注意劳逸结合，避免体力和脑力的过度劳累。节制房事，切忌纵欲过度。

（4）饮食宜清淡，忌暴饮暴食及酗酒，或食用伤肾之品，且要力戒烟酒等不良嗜好。

（5）对反复发作的严重眩晕，要防止跌仆外伤，要避免突然、剧烈的头部运动，并要及时治疗，合理休息。

二、神经性头痛

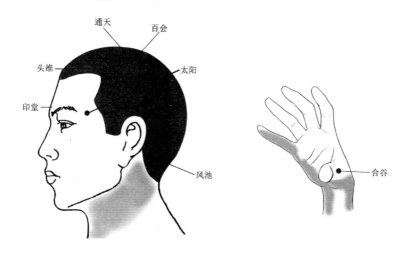

神经性头痛，是指长期焦虑、紧张或疲劳等因素而致颈项部、头部肌肉的

持久收缩和相应动脉扩张而产生的头痛。临床表现疼痛位于枕部或枕下部，多数患者感到紧箍样压迫性钝痛或紧束感、压迫感伴有疲倦、不愉快感觉等。

（一）刮痧小妙招

（1）有效经穴：①胆经：风池；②督脉：百会；③胃经：头维；④大肠经：合谷；⑤经外奇穴：太阳、印堂；⑥膀胱经：通天。

（2）经穴释义：通天为足太阳经穴，以疏通气血；风池和解少阳止痛；百会可益气升阳，活络止痛；头维、合谷清泄阳明，疏风化湿；印堂局部取穴，疏通经络止痛。

（3）照图刮拭顺序：①前头；②后头；③头面部；④后头面部；⑤上肢外侧。

（二）小提示——药疗不如食疗

（1）半夏山药粥：山药 30 克，清半夏 30 克。山药研末，先煮半夏取汁一大碗，去渣，调入山药末，再煮沸，酌加白糖和匀，空腹食。燥湿化痰，降逆止呕。适宜头痛兼见咳嗽、恶心呕吐者服用。

（2）芹菜根鸡蛋汤：芹菜根 250 克，鸡蛋 2 个。上味同煮，蛋熟即成。早晚 2 次，连汤服食。潜阳熄风，滋补肝血。适用于头痛时作时止，经久不愈。

三、偏头痛

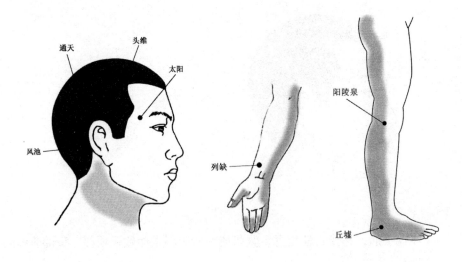

偏头痛是一种因多种原因引起的颅脑血管神经功能紊乱，与血液中多种血管活性物质（去甲肾上腺素，前列腺素 E 等）有关的反复发作性头痛。临床表现为头痛、恶心、呕吐、冷汗、面色苍白等。

（一）刮痧小妙招

（1）有效经穴：①胃经：头维；②肺经：列缺；③经外奇穴：太阳；④膀胱经：通天；⑤胆经：风池、丘墟、阳陵泉。

（2）经穴释义：①头维：疏风行气，通络止痛，是治疗偏头痛的主穴之一；②列缺：疏风止痛，善于治疗偏头痛；③太阳：疏通头颅气血，开窍醒脑止痛；④通天、风池：疏风通络治头痛。

（3）照图刮痧顺序：①偏头部；②眉梢外下侧；③小手臂掌侧；④小腿外侧；⑤足外踝前侧。

（二）小提示——健康身体在日常

（1）刮痧疗法除对颅内占位病变引起的头痛不适用外，对其他疾病引起的头痛，均可缓解症状。

（2）经常刮拭头痛不减时，应及时、定期检查，明确头痛有无器质性病变。

（3）生活调理应注意避风寒、保暖，防止诱发致病，注意规律地睡眠、运动，注意劳逸结合，保持心情舒畅，避免精神紧张。

（4）饮食宜清淡，避免使用诱发偏头痛的药物，如避孕药、硝酸甘油、组织胺、利血平、雌激素、过量维生素 A 等。

（5）应戒烟酒。

四、健忘

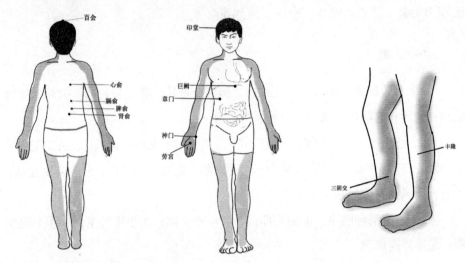

健忘由多种原因引起，临床上主要表现为记忆力减退，遇事善忘等症状。

（一）刮痧小妙招

（1）有效经穴：①督脉：百会；②膀胱经：心俞、膈俞、脾俞、肾俞；③心经：神门；④肝经：章门；⑤经外奇穴：印堂；⑥任脉：巨阙；⑦脾经：三阴交；⑧胃经：丰隆；⑨心包经：劳宫。

（2）经穴释义：①百会：升提清阳，健脑充髓；②心俞：心气充实则心有所主，神有所藏；③脾俞、膈俞：补气健脾，补充气血生化之源；④神门：镇惊宁心安神；⑤丰隆：和胃化痰，清神定志；⑥劳宫：为心包经的荥穴，清热开窍。

（3）照图刮拭顺序：①头顶；②两眉头中；③背部；④腰部；⑤侧胸；⑥腹部；⑦腕掌侧；⑧手掌；⑨下肢外侧；⑩小腿内侧。

（二）小提示——强身健体精力足

（1）嘱患者进行适当的体育锻炼，调节情志，保持充足的能量供给。

（2）保持良好情绪，调节饮食，给身体充电。

五、失眠

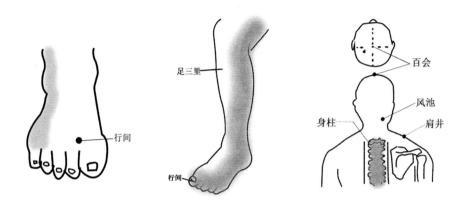

失眠指睡眠的数量（时间）或质量（深度）达不到自己的要求。常由心理、生理或环境的因素引起。临床表现难以入寐，睡而易醒，睡眠不稳，重者彻夜不眠，常伴有眩晕、心悸等。

（一）刮痧小妙招

（1）有效经穴：①督脉：百会、身柱；②胃经：足三里；③胆经：风池、肩井；④肝经：行间。

（2）经穴释义：①百会、身柱：清热解毒，宁心安神；②风池、肩井：调节肝胆气机，安神定志；③足三里、行间：调和脾胃气机，疏郁泻火安眠。

（3）照图刮拭顺序：①头顶；②后发际；③脊背；④肩上；⑤小腿前侧；⑥足背。

（二）小提示——养成好的作息习惯

（1）注意精神调解，做到喜怒有节，解除忧思焦虑，保持精神舒畅。

（2）睡眠环境宜安静，睡前避免饮用浓茶、咖啡等饮品。

（3）注意作息有序，适当地参加体育活动等，对于提高治疗失眠的效果，改善体质及提高工作、学习效率，均有促进作用。

（4）不要刻意地早睡，这样反而影响睡眠。

六、胸痛（胸痹）

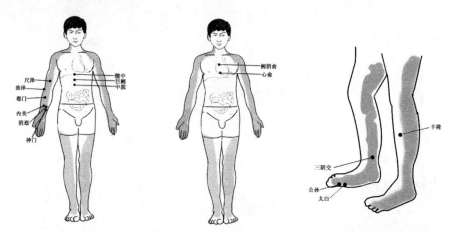

胸痛是心肺部疾病病变侵犯壁层胸膜及附近器官或胸廓内外器官的疾病，临床表现胸满喘息，短气不利，痛引背膂。

（一）刮痧小妙招

（1）有效经穴：①膀胱经：心俞、厥阴俞；②心经：阴郄、神门；③任脉：膻中、巨阙、中脘；④肺经：尺泽；⑤心包经：曲泽、内关、郄门；⑥胃经：丰隆；⑦脾经：太白、公孙。

（2）经穴释义：本证因胸阳不足，故取心俞、厥阴俞补益阳气，安养心神；膻中、巨阙、中脘以理气通脉，通心络，安心神；内关、神门、丰隆等穴加强祛痰浊、通气机、安神志的作用。

（3）照图刮拭顺序：①背部；②胸部；③腹部；④上肢掌侧；⑤小腿前侧；⑥足背。

（二）小提示——坚持运动有益处

（1）控制血压、血脂、血糖等。

（2）戒烟，控制体重，保持良好的生活方式。

（3）避免易诱发胸痛的因素，如劳累、运动、饱餐、寒冷、情绪激动等。

（4）避免长期卧床。

（5）正在服用免疫抑制剂或有免疫缺陷的患者，加强营养，注意锻炼身体，避免因免疫功能低下发生带状疱疹。

七、心悸

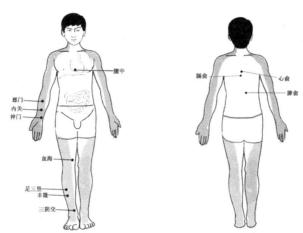

心悸是病人自觉心中急剧跳动，或微慢跳动，心慌不安的一种症状。可见脉率不齐，并伴胸闷气短、眩晕等。在西医中心律失常、心衰、心肌炎、心包炎、神经官能症等病症可见到。

（一）刮痧小妙招

（1）有效经穴：①任脉：膻中；②脾经：血海、三阴交；③心包经：郄门、内关；④胃经：足三里、丰隆；⑤膀胱经：心俞、脾俞、膈俞；⑥心经：神门。

（2）经穴释义：①膻中：理气通脉，补益心气；②心俞配三阴交：以安心神；③足三里：补益脾胃以助生化之源；④内关、神门：安神定悸；⑤丰隆：和胃化痰，利气宽胸，清神定志；⑥血海：调补气血，养心安神。

（3）照图刮拭顺序：①背部；②胸部；③小手臂掌侧；④下肢内侧；⑤小腿前侧；⑥小腿外侧。

（二）小提示——劳动有度早预防

（1）保持精神乐观，坚持治疗，坚定信心。

（2）避免惊恐刺激及忧思恼怒，轻者可从事适当体力活动，以不觉劳累为度，避免剧烈活动。重症心悸患者，应嘱其卧床休息，保持一定的生活节律。

（3）患者应饮食有节，进食营养丰富而易消化吸收的食物，忌过饥、过饱、生冷、辛辣、烟酒、浓茶，宜低脂、低盐饮食。

（4）积极治疗胸痹心痛、痰饮、肺胀、喘证及痹证等，对预防心悸发作具有重要意义。还应及早发现病情恶化的先兆症状，做好急救准备。如果是器质性心律失常的患者，需要考虑采用其他方法进行治疗，如为功能性心律失常，可采用刮痧疗法进行治疗。

八、腹痛

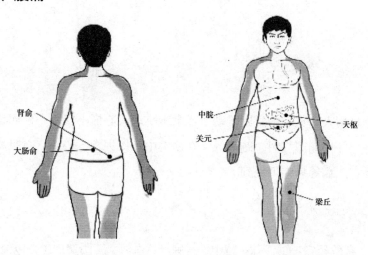

腹痛是临床上常见的一种症状，发生的主要原因是腹内脏器疾病。急性胃肠穿孔、肝胆破裂皆可引起严重的腹痛。临床表现为腹部暴痛，疼痛拒按、厌食等。

（一）刮痧小妙招

（1）有效经穴：①任脉：中脘、关元；②膀胱经：肾俞、大肠俞；③胃经：天枢、梁丘。

（2）经穴释义：①中脘：以升清降浊温通胃肠；②关元：温暖下元以消积寒；③天枢：以通调胃肠功能；④肾俞、大肠俞：以助中焦消谷运化功能；⑤梁丘：治疗胃疾的有效常用穴。

（3）照图刮拭顺序：①腰部；②腹部；③大腿前侧。

（二）小提示——若有剧烈疼痛要谨慎

（1）首先辨明是何原因引起的腹痛，然后才能选取合适的疗法，慢性腹痛采取刮痧治疗可取得较好的疗效。

（2）腹痛患者平时应注意避免寒邪侵袭，禁忌暴饮暴食，保持心情愉快，避免忧思郁怒。

（3）若剧烈疼痛，伴有面色苍白、冷汗淋漓、四肢发凉时，应注意与急腹症相鉴别，如胃肠穿孔、腹膜炎、宫外孕等，若属急腹症则应及时送医院急救，暂不宜做刮痧治疗。

九、高热

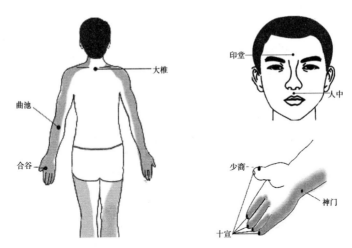

高热是指发热在39摄氏度左右或以上者，主要表现为发热不恶寒，咳嗽，胸痛，面赤，痰黄而黏，汗多，口渴咽痛，烦躁不安等症状。

（一）刮痧小妙招

（1）有效经穴：①督脉：大椎、人中；②大肠经：曲池、合谷；③经外奇穴：印堂、十宣；④肺经：少商；⑤心经：神门。

（2）经穴释义：①督脉取大椎、人中：清泻阳热，止搐镇痉；②少商：

手太阴井穴，有清热利咽开窍醒神之功；③曲池、合谷：疏风解表，清热利湿；④经外奇穴印堂、十宣：加强解热，止痛作用。

（3）照图刮拭顺序：①两眉头间；②鼻柱下；③颈椎下；④肘外侧；⑤手背侧；⑥手腕掌侧；⑦两手十指尖端。

（二）小提示——避免高热需预防

（1）经常开窗透气，保持室内的空气新鲜，同时禁止抽烟，减少咽部的刺激。

（2）养成良好的个人卫生习惯，在饭前便后洗手，勤剪指甲，保持手指的干净。

（3）多进行户外运动，多进行锻炼，提高抵抗力。

（4）如遇流感爆发的季节，应少去公共场所，尽量避免感染流感病毒。

十、内伤发热（虚热）

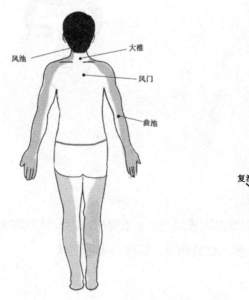

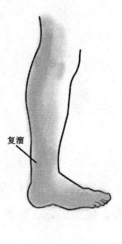

内伤发热指口温在 37.4—38.4 摄氏度，持续两周以上而未发现有急性炎症病灶的长期低热，其特点大多数呈低热型，起病比较缓慢，持续时间较长，发热时间有一定规律性。临床表现为持续低热、五心烦热、神疲乏力、心悸失眠等症状。

（一）刮痧小妙招

（1）有效经穴：①督脉：大椎；②胆经：风池；③大肠：曲池；④肾经：复溜；⑤膀胱经：风门。

（2）经穴释义：①大椎：散阳邪而解热；②曲池：清泄阳明之邪热以解毒；③风池：熄风潜阳，治头晕头痛；④复溜：使津液上济以润燥；⑤风门：疏风散热。

（3）照图刮拭顺序：①后发际；②脊背部；③肘外侧；④小腿后内侧。

（二）小提示——心情舒畅是关键

（1）内伤发热患者应注意休息，体温高者应卧床，部分长期低热患者在体力允许的情况下，可做适当户外活动。

（2）要保持乐观情绪，饮食宜进清淡、富有营养而又易于消化之食品。

（3）由于内伤发热的患者常有自汗、盗汗，故应注意保暖、避风，防止感染外邪。

第二节　呼吸系统

一、感冒（风寒型）

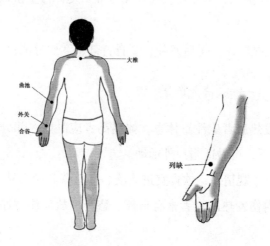

感冒是不同原因所引起的呼吸道常见病，不受季节影响，一年四季都可发生。

风寒型感冒主要表现为发热轻恶寒重，头痛，四肢酸痛，鼻塞流涕，咳嗽等症状。

（一）刮痧小妙招

（1）有效经穴：①肺经：列缺；②胆经：风池；③膀胱经：风门；④大肠经：合谷。

（2）经穴释义：列缺是手太阴肺经的络穴，可宣肺解表；太阳经主一身之表，取风门穴可疏通太阳经气，散风寒、解表郁而治恶寒发热，头痛肢酸；风池可疏风解表；合谷穴可祛风寒，解表邪。

（3）照图刮拭顺序：①后头；②背部；③上肢内侧；④上肢外侧。

（二）小提示——做好保健防感冒

（1）与患者保持 1 米以上距离，可以避免在患者咳嗽、打喷嚏时，被带病毒的唾液飞溅传染。如果是在电梯或公共汽车上遇到这种情况，可马上转过身去，因为人的眼睛和鼻子是最容易被传染的。

（2）不要在封闭的空间久留，空气不流通的地方容易滋生感冒病毒。办公室是易传染感冒的地方，如果避不开这些地方，可以用淡盐水使鼻子经常保持湿润。

（3）每天进行 30—45 分钟的有氧锻炼，如散步、骑车、跳舞等，可极大增强人体抵御感冒的能力，避免患上呼吸道传染病。

（4）加强鼻部保健，约有 50% 的感冒是由鼻病毒引起的，由于鼻咽部是最初感染的部位，因此，鼻部按摩能有效预防感冒。

二、感冒（风热型）

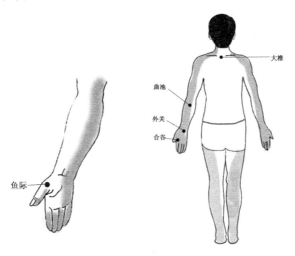

临床表现为发热重恶寒轻、头胀痛、鼻干咽痛、咳嗽痰稠、口渴欲饮等症状。

（一）刮痧小妙招

（1）有效经穴：①督脉：大椎；②大肠经：曲池、合谷；③三焦经：外关；

④肺经：鱼际。

（2）经穴释义：大椎是诸阳之会，可疏散阳邪而解热；曲池、合谷具有泻肺火、利咽止痛的作用；外关可疏散在表之阳邪而解热。

（3）照图刮拭顺序：①肩颈部；②上肢内侧；③上肢外侧。

（二）小提示——感冒刮痧要及时

（1）刮痧治疗前应选择保暖、避风的地方，刮痧时争取多出痧，刮完饮温水一杯，并适当休息片刻。

（2）感冒是我们日常生活中常见的轻微疾病，只要能及时而恰当地处理，即可较快痊愈，但对老年、婴幼、体弱患者或患感冒重症者，必须加以重视，注意有无特殊情况，防止发生转变，或同时夹杂其他疾病。

三、咳嗽

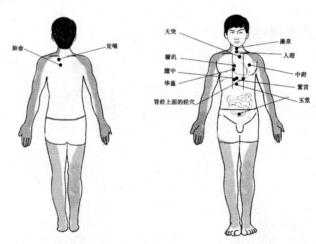

咳嗽是一种复杂的高度协调的反射性防御动作。呼吸道黏膜上皮下的机械和化学感受器受到各种刺激时，冲动通过迷走神经传入位于延髓中的咳嗽中枢，再经过传出神经将冲动传至喉头肌和参与咳嗽动作的肌肉产生咳嗽。

（一）刮痧小妙招

（1）有效经穴：①任脉：廉泉、天突、紫宫、玉堂、膻中、璇玑、华盖；

②膀胱经：肺俞；③肺经：中府；④胃经：人迎；⑤经外奇穴：定喘。

（2）经穴释义：肺俞宣肺解表；天突、定喘为降气平喘之有效穴；中府宣肺止咳平喘；膻中顺气降逆，止咳平喘；紫宫、华盖降肺气，宽胸顺气。

（3）照图刮拭顺序：①前颈部；②胸部；③脊背部。

（二）小提示——咳嗽预防很关键

（1）刮痧前后都要饮少量温水，刮痧过程中要密切注意患者的呼吸状态。

（2）对于咳嗽的预防，首应注意气候变化，做好防寒保暖，避免受凉，饮食不宜甘肥、辛辣及过咸，戒烟酒，适当参加体育锻炼，以增强体质，提高抗病能力。

四、支气管炎

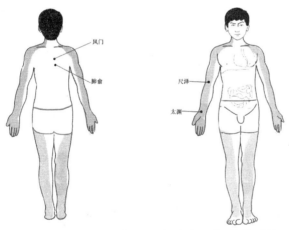

支气管炎是常见的呼吸系统疾病，是由病毒、细菌的感染，物理、化学刺激，以及过敏等因素所引起的气管和支气管黏膜的急性炎症，多发于寒冷季节。表现为咳嗽，痰多，咯吐不畅，发热，胸胁作痛等症状。

（一）刮痧小妙招

（1）有效经穴：①膀胱经：风门、肺俞；②肺经：尺泽、太渊。

（2）经穴释义：肺主呼吸主皮毛，司一身之表，膀胱经的风门、肺俞具有宣肺解表的作用；配以尺泽、太渊穴以化痰止咳，宣通肺气。

（3）照图刮拭顺序：①脊背；②肘掌侧；③手腕掌侧。

（二）小提示——家庭成员要防护

（1）对年老体弱无力咳痰的患者或痰量较多的患者，应以祛痰为主，不宜选用强烈镇咳药，以免抑制中枢神经加重呼吸道炎症。

（2）保持良好的家庭环境卫生，室内空气流通新鲜，有一定湿度，控制和消除各种有害气体和烟尘，戒除吸烟的习惯，注意保暖。

五、支气管哮喘

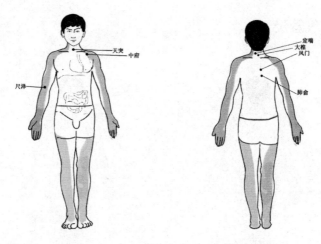

支气管哮喘是一种常见的变态反应性疾病，常见气管及支气管对各种刺激物的易感性增高，引起支气管平滑肌痉挛，黏膜肿痛，分泌增加，从而导致支气管管腔狭窄而发病。主要表现为呼气性呼吸困难，伴有肺部哮鸣声。

（一）刮痧小妙招

（1）有效经穴：①膀胱经：肺俞、风门；②督脉：大椎；③肺经：尺泽、中府；④经外奇穴：定喘；⑤任脉：天突。

（2）经穴释义：肺俞是肺脏精气输注之处，可统治呼吸道内伤外感诸疾；大椎和定喘既治感冒又可宣肺，平喘定咳；风门有祛风寒平喘逆之效；尺泽、中府增强理肺止咳之作用；天突理气化痰而逆气自降。

（3）照图刮拭顺序：①颈前；②脊背部；③胸部；④肘掌侧。

（二）小提示——小小动作治哮喘

（1）刮拭时手法宜轻柔，刮拭后，应注意保暖，不要当风、受凉。

（2）刮拭部位出现痧斑为紫红色，痧象不顺直，有结节、痛感强烈则提示气血滞瘀较重；若出痧较少，提示为气血不足的虚证，可用补法刮拭，并酌情配合灸疗，以补肺肾之气。

（3）哮喘可见于多种疾病，发作缓解后，应积极对其原发病进行治疗。

（4）对发作严重和哮喘持续状态的患者，应采取综合治疗措施，过敏性哮喘患者，应避免接触过敏源。

六、细菌性肺炎

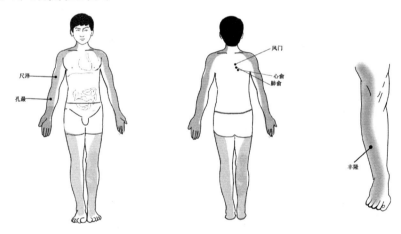

细菌性肺炎多为肺炎球菌、葡萄球菌等细菌感染引起的。主要表现为急骤高热，寒战，体温可升至39-40摄氏度，心跳加快，伴有恶心，咳嗽，胸痛，气急等，严重可出现紫绀、气促、鼻翼翕动等症状。

（一）刮痧小妙招

（1）有效经穴：①膀胱经：风门、肺俞、心俞；②肺经：尺泽、孔最；③胃经：丰隆。

（2）经穴释义：风门、肺俞宣肺理气止咳；尺泽、孔最配丰隆具有泻热、清肺止咳、化痰平喘的作用。

（3）照图刮拭顺序：①背部；②上肢内侧；③下肢外侧。

（二）小提示——预防疾病靠运动

（1）卧床休息，进食易消化的富蛋白质、电解质、维生素的食物，注意水分的补充。

（2）促进排痰，鼓励病人咳嗽、翻身，或拍背促进排痰。

（3）多吃一些高纤维素以及新鲜的蔬菜和水果，荤素搭配，食物品种多元化，充分发挥食物间营养物质的互补作用。

七、病毒性肺炎

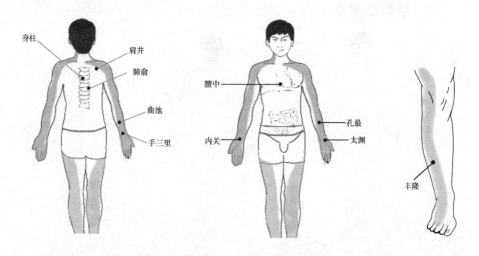

病毒性肺炎是病毒侵入呼吸道引起支气管上皮细胞受损，纤毛运动发生障碍，呼吸道防御功能被破坏而致。主要表现为头痛，乏力，全身酸痛发热，咳嗽等症状。

（一）刮痧小妙招

（1）有效经穴：①督脉：身柱；②大肠经：曲池、手三里；③胃经：丰隆；④肺经：孔最、太渊；⑤任脉：膻中；⑥胆经：肩井；⑦膀胱经：肺俞。

（2）经穴释义：督脉主一身之阳气；身柱配肺俞补肺气止咳；肩井穴舒筋活络；曲池、手三里配孔最、太渊穴有泻肺热、祛痛、止咳、平喘的作用。

（3）照图刮拭顺序：①脊背部；②肩上；③胸部；④肘外侧；⑤小手臂掌侧；⑥手腕掌侧；⑦小手臂背侧；⑧小腿外侧。

（二）小提示——预防疾病靠运动

（1）减少吸烟，避免吸入粉尘和一切有毒或刺激性气体。这些行为是导致病毒性肺炎的重要原因，日常要注意预防。

（2）注意防寒保暖，遇有气候变化，随时更换衣着，防止发生外感。

（3）注意加强营养，在饮食上要选择高蛋白、高碳水化合物的低脂肪食物以及富含维生素 A 和维生素 C 的蔬果。

（4）合理地锻炼身体，可改善胃肠道血液循环，增强对气温骤变和寒冷的适应能力，也可多做深呼吸及扩胸运动来增强肺功能。

第三节 循环系统

一、高血压

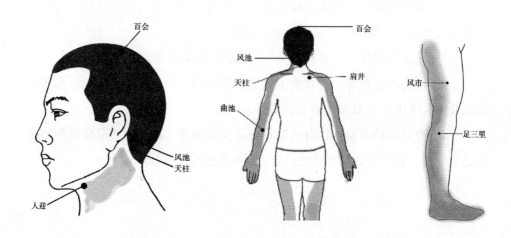

又称原发性高血压，以体循环动脉血压增高为主要临床特征，并伴有血管、心、脑、肾等器官病理性改变的全身性疾病［成年人高血压的标准是 ≥21.3kPa（160mmHg）/12.6kPa(95mmHg)］，常伴有头晕，头痛，眼花，耳鸣，烦躁，失眠，眼底动脉普遍或局部变窄，左心室肥大，严重者可致左心衰竭，脑出血，高血压脑病，肾功能衰竭，视网膜出血等。

（一）刮痧小妙招

（1）有效经穴：①督脉：百会；②膀胱经：天柱；③大肠经：曲池；④心包经：内关；⑤胆经：风池、肩井、风市；⑥胃经：人迎、足三里。

（2）经穴释义：头为诸阳之会，胆经布于头两侧，肝经上达巅顶，配合膀胱经穴清泻肝胆火热，滋补精血以固其本；风池、百会、曲池、人迎潜镇肝阳，引血下行，阴阳协调；配内关交通心肾，宁心除烦；足三里以助生化之源。

（3）照图刮拭顺序：①头部；②背部；③肩两侧；④肘外侧；⑤肘内侧；

⑥大腿外侧；⑦小腿内侧。

（二）小提示——血压太高要服药

（1）本法适用于血压不是很高的患者，若血压达到一定程度，应及时服用降压药进行治疗。上了年纪的人患高血压，必须坚持服降压药，才能稳定血压，以免造成血压骤升引起脑血管意外。

（2）注意饮食与运动，保持良好心态，血压按时测量，防患于未然。

二、低血压

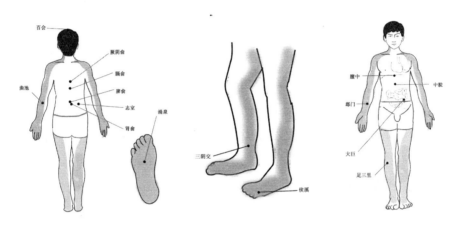

原发性低血压可无自觉症状，部分人有头晕、眼花、健忘、乏力、胸闷，甚至晕厥，血压＜12/8kPa，65岁以上者＜13.33/8kPa而无其他症状。

直立性低血压及症状性低血压除有低血压、脑缺血症状外，并有引起低血压原发病的各种症状、体征。

（一）刮痧小妙招

（1）有效经穴：①督脉：百会；②脾经：三阴交；③胆经：侠溪；④心包经：郄门；⑤大肠经：曲池；⑥肾经：涌泉；⑦任脉：膻中、中脘；⑧膀胱经：厥阴俞、膈俞、脾俞、肾俞、志室；⑨胃经：大巨、足三里。

（2）经穴释义：脾胃为后天之本，肾为先天之本，共为气血生化之源；任、督、膀胱经、脾经、胃经、肾经合用以健脾益肾，补气养血；曲池、侠溪配合百会、郄门以宁心醒脑、行气通络。

（3）照图刮拭顺序：①全头；②背、腰部；③胸、腹部；④小手臂掌侧；⑤肘外侧；⑥小腿前侧；⑦小腿前侧；⑧足背；⑨足底。

（二）小提示——生活细节最重要

（1）合理的饮食搭配，低血压人群一定要在平时进行养护，注意休息，保证充足的睡眠，并且有合理的膳食搭配。

（2）平时不要进行比较剧烈的运动，例如爬山、滑冰等消耗体能较大的运动，可选择一些慢性运动，例如散步、打太极、舞剑等。

（3）生活要规律，养成良好的生活习惯，平时注意劳逸结合，每天要保证充足的睡眠，不熬夜，做到早睡早起。

（4）对于一些白领类的脑力劳动者，应避免用脑过度，平时要注意生活节奏不要太快，适时调节自己紧张的情绪，尽量让自己放轻松。

（5）注意生活细节方面，不要有突然动作，例如刚睡醒就立马起身站立，或者从蹲位立即起身，这样会造成脑部突发供血不足，严重者可能导致昏厥。

三、中风后遗症——偏瘫

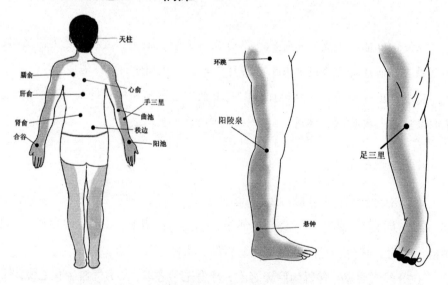

偏瘫指脑血管病经及时治疗无生命危险而留有肢体功能障碍的病症。表现

为意识清醒，可有发音不清，饮水呛咳，吞咽不利，上下肢运动协同不能，半身瘫痪，关节强直和肌肉萎缩等。

（一）刮痧小妙招

（1）有效经穴：①膀胱经：天柱、心俞、肝俞、肾俞、秩边；②小肠经：臑俞；③大肠经：曲池、手三里、合谷；④三焦经：阳池；⑤胆经：环跳、阳陵泉、悬钟；⑥胃经：足三里。

（2）经穴释义：膀胱经诸穴有通调一身气血及五脏六腑功能；阳池、臑俞及大肠经穴调和上肢经脉；胆经诸穴及足三里疏通下肢气血，以恢复肢体功能。

（3）照图刮拭顺序：①头部；②背部；③手臂外侧；④下肢外侧；⑤小腿前侧。

（二）小提示——功能恢复靠自身

（1）加强功能锻炼，采用按摩、推拿等被动活动，帮助病人进行功能锻炼，动作应该由轻到重再到轻，被动活动不要用力过度，每次全身锻炼15-30分钟。

（2）在部分功能恢复阶段，可以帮助病人翻身、坐、站立锻炼，然后徒手站立，简单的肢体运动，如上肢的外展、外旋，肘关节的伸屈活动，下肢的伸屈和足部的伸屈活动。

四、心律失常

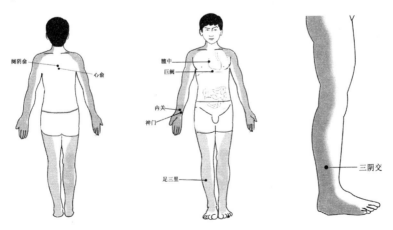

心律失常是指心脏跳动的节奏、频率或其活动程序发生的异常改变，可由心脏病、药物、缺氧、电解质紊乱、情绪激动、烟酒所致，也可见于正常人。主要表现为心悸、气急、胸闷、晕厥、心衰等，分为过速型、过缓型和节律不齐型。

（一）刮痧小妙招

（1）有效经穴：①心包经：内关；②膀胱经：心俞、厥阴俞；③脾经：三阴交；④心经：神门；⑤任脉：膻中、巨阙；⑥胃经：足三里。

（2）经穴释义：心俞、厥阴俞行气活血，镇惊安神，为治疗心疾之要穴；巨阙为心经募穴，益气除烦；膻中为气会之穴，行气活血止痛；神门配曲泽、内关治心胸疼痛。

（3）照图刮拭顺序：①背部；②胸部；③上腹部；④腕掌侧；⑤小手臂掌侧；⑥小腿前侧；⑦小腿内侧。

（二）小提示——精神健康是前提

（1）保持精神乐观，坚持治疗，坚定信心。

（2）避免惊恐刺激及忧思恼怒，轻者可从事适当体力活动，以不觉劳累为度，避免剧烈活动。重症心悸患者，应嘱其卧床休息，保持一定的生活节律。

（3）患者应饮食有节，进食营养丰富而易消化吸收的食物，忌过饥、过饱、生冷、辛辣、烟酒、浓茶，宜低脂、低盐饮食。

（4）积极治疗胸痹心痛、痰饮、肺胀、喘证及痹证等，对预防心悸发作具有重要意义。此外，还应及早发现病情恶化的先兆症状，做好急救准备。如果是器质性心律失常的患者，需要考虑采用其他方法进行治疗，如为功能性心律失常，可采用刮痧疗法进行治疗。

五、冠状动脉粥样硬化性心脏病（冠心病）

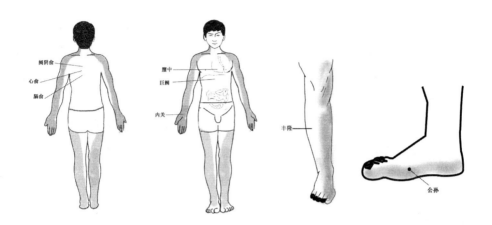

　　冠心病是冠状动脉粥样硬化使管腔狭窄或阻塞，导致心肌缺血、缺氧而引起的心脏病。40岁以上的中老年人，妇女绝经后发病率较高。另外发病与高脂血症、高血压、吸烟、糖尿病、肥胖、职业、遗传等有关，常见有心电图改变，偶有心悸、胸闷、心前区疼痛、心烦易怒、失眠，急性发作时胸骨后或心前区剧痛，向左肩臂放射，大汗淋漓，呼吸困难，心律失常，心力衰竭，猝死。

（一）刮痧小妙招

（1）有效经穴：①膀胱经：心俞、膈俞、厥阴俞；②任脉：膻中、巨阙；③心包经：内关；④胃经：丰隆；⑤脾经：公孙。

（2）经穴释义：膈俞为八会穴之血会，配合心俞、厥阴俞以助心之气血通畅；膻中行气通痹；内关可联络三焦，双相调节心律；丰隆利气宽胸，对痰迷心窍之症有祛痰开窍醒神作用。

（3）照图刮拭顺序：①背部；②胸部；③手腕掌侧；④小腿前侧；⑤足内侧。

（二）小提示——护理锻炼很重要

（1）要注意精神调节，避免喜怒忧思过度，保持心情愉快，平时注意生活起居，做到寒暖适宜，尽量避免风暑寒湿等诱发因素。调节饮食，改正过食肥甘和喜嗜咸食的习惯，禁烟酒。做到劳逸结合，防止过劳或过逸，在力所能及的条件下适当锻炼。

（2）对冠心病的护理也很重要。要使病人情志舒畅，建立战胜疾病的信心，减轻精神负担，以利于气血畅达，脏腑功能协调。开展适当的体育疗法，如太极拳、散步等，增强身体的适应能力。冠心病发作时，告诉病人保持平静，绝对卧床休息，立即给予速效止痛药物。疼痛缓解后，亦不能过饱、过劳，以免病情反复。

六、心绞痛

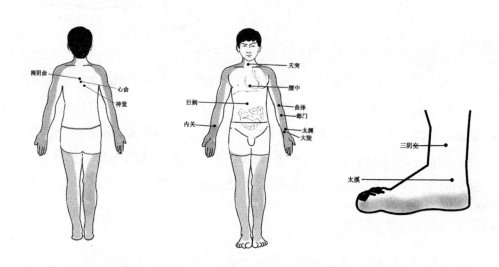

心绞痛是冠状动脉供血不足，心肌发生急剧的、暂时性的缺血、缺氧所致的病症。常因劳累、激动、遇寒、饱餐等因素诱发。表现为发作时突然胸骨后压榨性疼痛，可放射至心前区与左上肢内侧等部位，休息或含服硝酸酯制剂可迅速缓解，伴有心率加快、出冷汗、呼吸困难等。

（一）刮痧小妙招

（1）有效经穴：①膀胱经：厥阴俞、神堂、心俞；②任脉：天突、膻中、巨阙；③心包经：曲泽、郄门、大陵、内关；④脾经：三阴交；⑤肺经：太渊；⑥肾经：太溪。

（2）经穴释义：大陵为心包经原穴，配郄门、曲泽、心俞、内关、神堂治本经本脏之急性病变；三阴交、太溪健脾益肾以助心气；太渊为脉会之穴，行气活血。

（3）照图刮拭顺序：①脊背部；②胸部；③小手臂掌侧；④小腿内侧；⑤足内踝。

（二）小提示——日常注重控体重

（1）心绞痛患者应少食多餐、定时定量，每天进餐3—5次，每餐控制在6—7成饱，严禁暴饮、暴食。

（2）多吃蔬菜、水果等富含维生素和食物纤维的食物，不吃油炸、辛辣等刺激性食物，减少盐分的摄入。

（3）对于肥胖患者，应多食用植物蛋白，控制体重。

第四节　消化系统

一、反胃

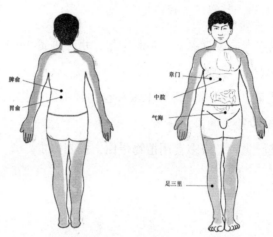

反胃指纳食之后，饮食停留在胃中，隔几个小时后吐出，吐出物皆属未经消化的食物。甚则朝食暮吐，暮食朝吐。本证往往由脾胃病发展而来，如病程较长，则预后不良。类似现代医学的幽门梗阻和十二指肠梗阻。

（一）刮痧小妙招

（1）有效经穴：①任脉：中脘、气海；②肝经：章门；③膀胱经：胃俞、脾俞；④胃经：足三里。

（2）经穴释义：脾俞、足三里、中脘健脾和胃，行气导滞；中脘、气海、章门益肾温阳，疏肝和胃。

（3）照图刮拭顺序：①侧胸部；②腹部；③背部；④小腿前侧。

（二）小提示——日常进食重节律

（1）进食要定时定量，食不定时对胃部的影响是十分大的，所以要保证食要定时，夜间睡觉前不要吃东西。

（2）少喝酸性饮料，忌烟酒，酸性饮料会引起食管下端括约肌张力下降，烈性酒会导致食管蠕动收缩的频率下降。

（3）控制进食速度。在进食的时候不要吃得过快过急，应该细嚼慢咽，一个是保证食物充分消化，另一个是促进唾液的分泌，保护胃黏膜。

二、呕吐

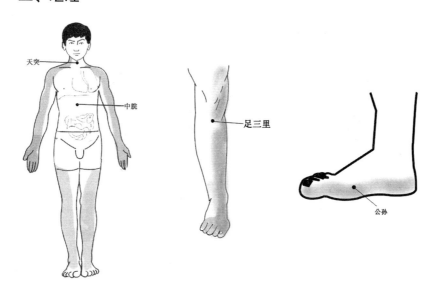

呕吐指有力地将胃内容物经过食管、口腔而排出体外的反射性动作。呕吐常伴有恶心。

（一）刮痧小妙招

（1）有效经穴：①心包经：内关；②胃经：足三里；③任脉：天突、中脘；④脾经：公孙。

（2）经穴释义：内关调节中焦平衡，和胃降逆；天突、中脘健脾温中、化饮降逆、止呕；足三里健脾和胃，温中降逆。

（3）照图刮拭顺序：①前颈；②腹部；③小手臂掌侧；④小腿前侧；⑤足背内侧。

（二）小提示——饮食安全不能忘

（1）刮痧前嘱患者不要进食，只需饮用少量温水即可，刮痧中要观察患者是否有呕吐反应，若有应及时停止刮治。刮痧后要休息片刻方能活动。

（2）避免风寒暑湿之邪或秽浊之气的侵袭，避免精神刺激。

（3）避免进食鱼腥之物，不可暴饮暴食，忌食生冷、辛辣、香熏之品。

（4）呕吐剧烈者应卧床休息。

三、急性胃炎

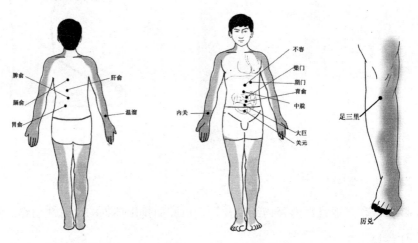

急性胃炎是不同病症引起的胃黏膜急性炎症变化。表现为上腹疼痛，食欲减退，嗳气，恶心，呕吐，伴有腹泻、发热，严重者可有失水，酸中毒或休克等中毒症状。

（一）刮痧小妙招

（1）有效经穴：①任脉：中脘、关元；②肝经：期门；③肾经：肓俞；④大肠经：温溜；⑤心包经：内关；⑥胃经：梁门、大巨、不容、厉兑、足三里；⑦膀胱经：胃俞、膈俞、肝俞、脾俞。

（2）经穴释义：梁门、大巨、不容、厉兑为消食导滞之经验穴；足三里为胃之下合穴，配中脘、膀胱经诸穴可健脾和胃，配内关、关元理气止痛；温溜有清热解毒、调理肠胃之功。诸穴合用共有清热通腑、消食导滞、理气止痛之功效。

（3）照图刮拭顺序：①脊背部；②胸、腹部；③小手臂掌侧；④小手臂背侧；⑤小腿前侧；⑥足二趾甲外侧。

（二）小提示——刮痧之前需禁食

（1）刮痧前要饮用少量温水，不能进食，刮痧过程中嘱患者不要紧张，尽量放松以免病发，刮痧后要休息一会儿方能行动。平时要调节饮食。

（2）采用刮痧治疗的同时，必须祛除病因，嘱咐患者卧床休息，大量饮用糖盐水，症状较轻者可进食流质易消化饮食，重者应禁食。

（3）如因吐泻，造成脱水、酸中毒者，应及时配合静脉补液和纠正酸中毒。

（4）平时应注意饮食卫生，不吃腐败变质食物。

四、慢性胃炎

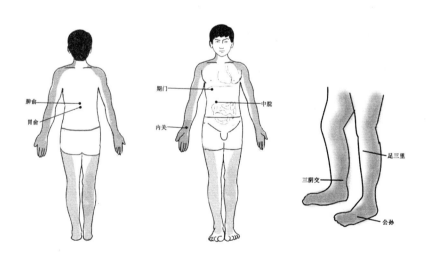

慢性胃炎是不同病因引起的胃黏膜慢性炎性或萎缩性病变，主要包括浅表性、萎缩性两类。常见有上腹烧灼痛、钝痛或饱胀，尤以进食后为甚，食欲不振，恶心，嗳气，可间歇或长期存在。有胃糜烂者，可有少量或大量上消化道出血，即呕血或柏油样便。长期少量出血可引起贫血。

（一）刮痧小妙招

（1）有效经穴：①肝经：期门；②心包经：内关；③胃经：足三里；④膀胱经：脾俞、胃俞；⑤脾经：公孙、三阴交；⑥任脉：中脘。

（2）经穴释义：中脘、足三里二穴合用有通降胃气之功；脾俞、胃俞、三阴交调补脾胃；内关与阴维脉相通，公孙与冲脉相通，有宣通上中二焦气机的作用；期门疏泄肝胆之气，配胃俞以平肝和胃。

（3）照图刮拭顺序：①腰背部；②腹部；③小手臂掌侧；④小腿前侧；⑤小腿内侧；⑥足背。

（二）小提示——心情愉快助刮痧

（1）积极治疗口咽部感染灶，将痰液、鼻涕等带菌分泌物吞咽进胃会导致慢性胃炎。

（2）尽可能避免食用辛辣等刺激性食物。在饮食时应遵循细嚼慢咽的原则，这样有利于消化和减少对胃部的刺激。

（3）保持愉快的精神面貌，过度紧张和抑郁会造成幽门括约肌功能紊乱，胆汁反流而发生慢性胃炎。

五、反流性食管炎

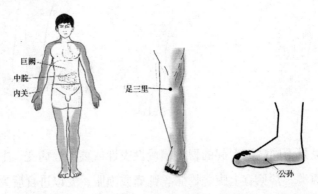

反流性食管炎指胃内容物反流入食管引起的食管下端黏膜的炎症，表现为吞酸、呕吐、胸骨后烧灼感、烧灼痛以及吞咽困难，甚至吐血。

（一）刮痧小妙招

（1）有效经穴：①大肠经：合谷；②胃经：足三里；③任脉：巨阙、中脘；④心包经：内关；⑤脾经：公孙。

（2）经穴释义：巨阙、中脘宽胸利膈；配内关和胃治酸；配合谷调理肠胃，通络开窍；配公孙治胃痛、吐酸。

（3）照图刮拭顺序：①腹部；②腕掌侧；③手背；④小腿前侧；⑤足内侧。

（二）小提示——饭后运动防反流

（1）预防反流性食管炎的发生，在平时不要穿紧身衣服，特别是不要过度勒紧腹部，否则可能增加反流性食管炎的发生概率。

（2）平时饮食要有规律，不要饥一顿饱一顿，也不要进食过冷或过热的食物。尽量避免食用辛辣刺激性食物和高油高盐食物，多吃蔬菜水果等富含维生素的食物。

（3）预防反流性食管炎的发生，在睡觉的时候，最好把上半身垫高，可以用较高的枕头垫在上半身下面。吃饭后不要立即弯腰或躺下，以减少胃食管反流的发生。

六、慢性腹泻

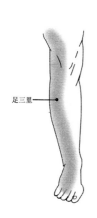
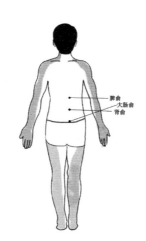
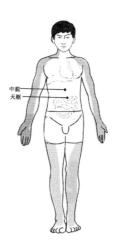

腹泻持续或频频反胃超过2个月，即可称为慢性腹泻，可由慢性消化疾病、消化系统以外的慢性疾病及其他原因引起。主要表现为大便次数增多，不成形，呈溏软、溏稀薄状或稀水样，或带黏液脓血，或含多量脂肪。

（一）刮痧小妙招

（1）有效经穴：①任脉：中脘；②膀胱经：脾俞、肾俞、大肠俞；③胃经：天枢、足三里。

（2）经穴释义：中脘、脾俞、足三里、天枢、大肠俞调理脾胃，补中益气，为健中止泻要穴；肾虚阳衰不能益气健脾，故取肾俞。

（3）照图刮拭顺序：①腹部；②脊背及腰部；③小腿前侧。

（二）小提示——饮食体质很关键

（1）刮痧前要饮用少量温水，不能进食，刮痧时嘱患者不要紧张，尽量放松以免病发，刮痧后要休息一会儿，方能行动。

（2）腹泻为消化道病症，因此饮食调理对于治疗有一定意义。如生冷水果之类、油腻厚味之物、黏滑甘味之品皆非所宜。以饮食清淡、易于消化之物为妥，宜流质或半流质饮食。

（3）要加强锻炼增强体质，使脾旺不易受邪。还应加强饮食卫生和水源管理，不吃腐败变质之物，不喝生水，吃瓜果要烫洗并养成饭前便后洗手的习惯，防止病从口入。

七、胆囊炎

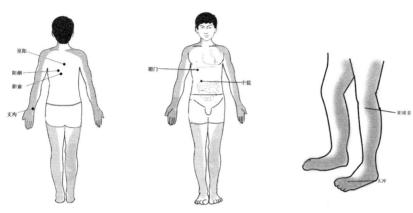

胆囊炎系胆囊慢性炎症性病变，多为慢性胆石性胆囊炎，少数为非结石性胆囊炎，主要由细菌感染和胆固醇代谢失常引起。表现为上腹或右季肋部隐痛，胀痛或右腰部不适，可有餐后上腹饱胀、嗳气、打嗝、消化不良等，多在进食油腻食物后症状明显。可有胆绞痛及急性胆囊炎发作史，或伴有黄疸。胆囊炎用双侧穴位，胆结石多用右侧穴位。

（一）刮痧小妙招

（1）有效经穴：①膀胱经：胆俞、阳纲；②任脉：中脘；③胆经：阳陵泉；④肝经：期门、太冲；⑤三焦经：支沟；⑥督脉：至阳。

（2）经穴释义：胸胁为少阳、厥阴二经分布区，支沟、阳陵泉疏泻肝胆瘀滞之经气，清热利湿；胆俞为胆腑经气转输之处，配中脘通泻胆之腑气；肝胆互为表里，期门、太冲可加强通利胆腑气机；至阳为治黄疸之验穴。

（3）照图刮拭顺序：①背部；②腹部及两肋；③小手臂背侧；④小腿外侧；⑤足内侧。

（二）小提示——饮食清淡须谨记

（1）刮痧治疗本病宜于慢性期治疗。急性发作者尽量采用药物疗法。慢性发作者术后不能饮酒或食用含油脂高的食品。

（2）平时应注意饮食清淡，避免暴饮暴食，少食油腻、油炸食品，少饮酒，保持心情舒畅。

（3）注意饮食卫生，积极防治肠蛔虫病。

八、脂肪肝

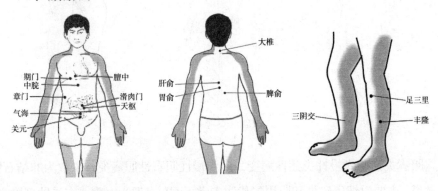

脂肪肝是肝细胞内有过多脂肪堆积的现象。肥胖引起的脂肪肝是良性的，一般预后良好，饮酒引起的脂肪肝在不戒酒的情况下，可能发生肝硬化。表现为肝肿大，可无特殊症状或肝区疼痛或肝脏触痛，少数可发生黄疸、腹水及水肿。

（一）刮痧小妙招

（1）有效经穴：①膀胱经：肝俞、胃俞、脾俞；②督脉：大椎；③肝经：期门、章门；④脾经：三阴交；⑤胃经：滑肉门、天枢、足三里、丰隆；⑥任脉：关元、气海、膻中、中脘。

（2）经穴释义：肝俞、脾俞、胃俞行气导滞，活血化瘀；期门、章门、膻中、中脘、滑肉门、天枢等宽中降逆；足三里、丰隆、三阴交活血化瘀，化脂通经。

（3）照图刮拭顺序：①背部；②胸腹部；③小腿前侧；④小腿内侧。

（二）小提示——三餐吃好防肝病

（1）每日三餐膳食要调配合理，做到粗细搭配营养平衡，足量的蛋白质能清除肝内脂肪。禁酒戒烟，少吃过于油腻的食物。

（2）每天坚持体育锻炼，可视自己体质选择适宜的运动项目，如慢跑、打乒乓球、羽毛球等运动。要循序渐进逐步达到适当的运动量，以加强体内脂肪的消耗。

（3）任何药物进入体内都要经过肝脏解毒，在选用药物时更要慎重，谨防药物的毒副作用，特别对肝脏有损害的药物绝对不能用，避免进一步加重肝脏的损害。

九、慢性阑尾炎

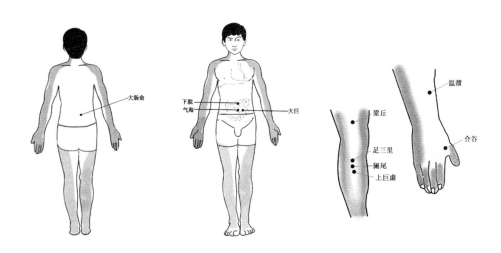

慢性阑尾炎多为急性阑尾炎迁延而成，或因阑尾腔内粪石、寄生虫、虫卵、阑尾先天性粘连、扭曲、淋巴组织增生等引起。当机体抵抗力减弱时，可有轻度急性炎症的反复发作，表现为右下腹间歇轻度疼痛或持续隐痛，伴有消化不良、上腹不适、腹胀便秘等症状。

（一）刮痧小妙招

（1）有效经穴：①任脉：下脘、气海；②膀胱经：大肠俞；③经外奇穴：阑尾；④胃经：大巨、梁丘、足三里、上巨虚；⑤大肠经：温溜、合谷。

（2）经穴释义：大肠俞、足三里、上巨虚、梁丘、合谷、温溜通调手足阳明的经气，使经脉气血通畅，调整阳明腑气，达到散瘀消肿、清热止痛之效；上巨虚、阑尾穴为治疗阑尾炎之有效穴位；下脘、气海宜通肠腑气机。

93

（3）照图刮拭顺序：①腰部；②下腹部；③下肢腿前侧；④小手臂背侧；⑤手背。

（二）小提示——谨慎用药防炎症

（1）平时养成良好的卫生习惯，注意饮食调节，少吃多餐，忌暴饮暴食，饭后不要马上进行剧烈的运动等。

（2）保持愉快的心情，忧愁、郁闷、恼怒、悲伤等不良情志刺激及情绪变化，容易打破神经系统平衡，诱发阑尾炎。

（3）慎用药物，特别是感冒类的解热镇痛药和消炎药，这些药对胃肠道刺激较大，严重时，还会引起消化道出血甚至穿孔，最好不用或少用。

十、便秘

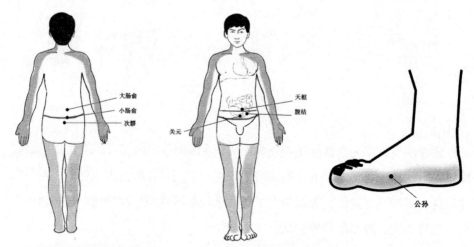

便秘系指大便次数减少，排便困难和粪便变硬。健康成人 1-2 天排便 1 次或 1 天排便 2 次，如超过 48 小时不排便且有不适的感觉即称之为便秘。

（一）刮痧小妙招

（1）有效经穴：①膀胱经：大肠俞、小肠俞、次髎；②任脉：关元；③脾经：腹结、公孙；④胃经：天枢、足三里。

（2）经穴释义：大、小肠俞、足三里健脾益气，润肠通便；关元、天枢、腹结行气导滞；公孙为足太阴络穴，有益气通便之功。

（3）照图刮拭顺序：①腰部；②腹部；③小腿前侧；④足内侧。

（二）小提示——饮食习惯很重要

（1）如患有心脏病、高血压，应尽量先采用其他方法缓解病情。

（2）树立信心，养成每天定时排大便的习惯，不管是否能解出大便，都要定时临厕，以便建立良好的排便条件反射。生活要有规律，避免精神刺激。

（3）辨明便秘的性质，针对不同的性质采取不同的治疗措施。

（4）体质较差、腹肌收缩无力者，应多从事体力劳动或体育锻炼。

第五节　神经系统

一、神经衰弱

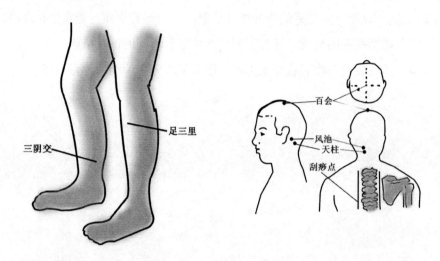

神经衰弱是由于长期精神因素引起大脑皮层兴奋与抑制过程失调的疾病。主要临床特点是极易兴奋、激动，又极易疲倦，常有睡眠障碍和内脏不适等多种自觉症状，而客观检查则无相应的器质性改变。

（一）刮痧小妙招

（1）有效经穴：①督脉：百会；②胆经：风池；③胃经：足三里；④脾经：三阴交；⑤膀胱经：天柱。

（2）经穴释义：百会升清健脑；风池清泻上扰之火；天柱醒脑开窍；足三里、三阴交调理脾胃，宁心安神。

（3）照图刮拭顺序：①头顶；②后发际；③小腿前侧；④小腿内侧。

（二）小提示——劳逸结合身体好

（1）提高心理素质，增强自我防卫能力，对不良个性进行改造，比如：

变孤僻为合群、变多疑为开朗、变胆怯为勇敢等。

（2）培养良好的兴趣，不仅能增强大脑的功能，提高工作效率，而且还可预防神经衰弱的发生。

（3）神经衰弱的发生有的是由于用脑不当，或过度疲劳、精神过度紧张、不注意劳逸结合。要预防神经衰弱就要注意劳逸结合，不要持续进行紧张的智力活动。

二、酒精中毒

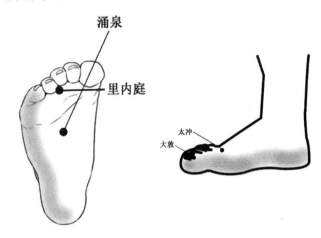

酒精中毒是指一次大量饮酒，失去控制能力，表现兴奋、言语增多，有夸大色彩的思维活动，情感脆弱，有时有攻击行为，面色潮红或苍白，心律不快，血压增高，共济失调，步态不稳。有时患者呕吐、眩晕，有的嗜睡，甚至意识模糊、死亡。

（一）刮痧小妙招

（1）有效经穴：①肝经：太冲、大敦；②肾经：涌泉；③经外奇穴：里内庭、肝俞、脾俞。

（2）经穴释义：大敦为肝经井穴，主急病，配太冲，定志醒神开窍；涌泉配太冲开窍醒神，宁心止晕；里内庭止病止痉。

（3）照图刮拭顺序：①足背；②足底。

（二）小提示——酒是健康最大的敌人

（1）不要空腹饮酒，因为空腹时酒精吸收快，人容易喝醉，而且空腹喝酒对胃肠道伤害大，容易引起胃出血、胃溃疡，最好在喝酒之前先行食用油质食物，如肥肉、蹄膀等，或先行饮用牛奶，利用食物中脂肪不易消化的特性来保护胃部。

（2）不要和碳酸饮料，如可乐、汽水等一起喝，这类饮料中的成分能加快身体吸收酒精。

（3）喝酒的时候应该多吃绿叶蔬菜，绿叶蔬菜当中的抗氧化剂和维生素可保护肝脏；还可以吃一些豆制品，其中的卵磷脂有保护肝脏的作用。

三、虚劳（虚损劳伤）

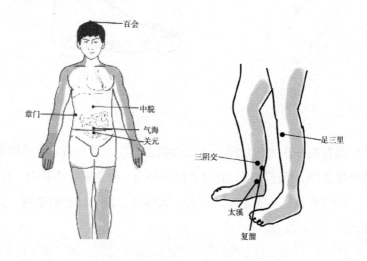

虚劳又称虚损，是指多种慢性或消耗性疾病所致的衰弱证候的总称。主要表现为短气低声，自汗，饮食减少，食后胃脘不舒，倦怠乏力，心悸健忘，失眠多梦，面色无华等症状。

（一）刮痧小妙招

（1）有效经穴：①膀胱经：膏肓俞、膈俞、脾俞、肾俞；②任脉：中脘、气海、关元；③肝经：章门；④肾经：太溪、复溜；⑤脾经：三阴交；⑥胃经：足三里；⑦督脉：百会、命门。

（2）经穴释义：①脾俞、肾俞：培补元气；②中脘：升清降浊，温通胃肠；③关元：温暖下焦；④膏肓俞：补益肺气；⑤足三里：养阴益胃；⑥百会、命门：补全身之阳气。

（3）照图刮拭顺序：①头顶；②背部；③腰部；④腹部；⑤小腿前侧；⑥小腿内侧；⑦足内踝。

（二）小提示——调整饮食得健康

（1）防外邪，避风寒，适寒温，尽量减少伤风感冒。

（2）调饮食，戒嗜欲，根据体质和脾胃状况，酌配食疗。

（3）适劳逸，慎起居，生活有规律，适度参加体育活动。

（4）畅情志，少忧烦，保持情绪乐观稳定。节制房事，以免耗伤真精。

四、盗汗

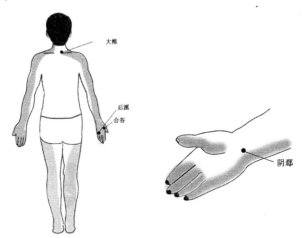

盗汗指不因外界环境因素的影响，睡中流汗，醒来自止者，常见于植物神经紊乱、结核病、风湿热、甲亢等病症中，可兼有五心烦热等。

（一）刮痧小妙招

（1）有效经穴：①督脉：大椎；②心经：阴郄；③小肠经：后溪；④大肠经：

合谷。

（2）经穴释义：小肠经后溪配心经阴郄，滋阴潜阳止汗，是治盗汗特穴；大椎为诸阳之会，能解诸阳经之热；合谷清泄阳明，通络开窍。

（3）照图刮拭顺序：①后颈椎下；②手背；③手腕掌侧。

（二）小提示——床上用品要常换

（1）生活要规律，冬天要早睡晚起，一日三餐要按时、认真地对待，不要暴饮暴食，不要久坐。

（2）温度要适宜，如冬天喜欢开空调睡觉，导致空气干燥、气温上升，更容易使盗汗加剧，可以考虑加设加湿器。

（3）床上用品要经常清洗、晾晒，经常洗澡，以免汗渍一直留在皮肤上，腐蚀皮肤。

五、自汗

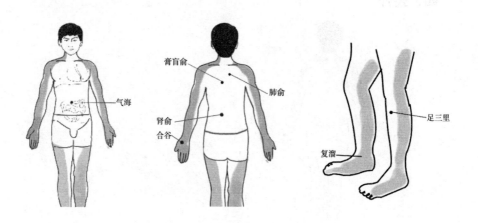

自汗指时时汗出，动则益甚者，可兼有心悸少寐，心烦，神疲乏力，面色不华等。常见于植物神经失调，休克，甲亢，一时性低血糖等病症。

（一）刮痧小妙招

（1）有效经穴：①膀胱经：肺俞、膏肓俞、肾俞；②任脉：气海；③肾经复溜；④大肠经：合谷；⑤胃经：足三里。

（2）经穴释义：①膏肓俞：清热养阴，补虚益损；②足三里：健脾胃，利湿热；③合谷：治多汗之有效穴；④复溜：滋阴补肾，温阳益气；⑤气海：补元气之海。

（3）照图刮拭顺序：①背部；②腰部；③腹部；④手背；⑤小腿前侧；⑥小腿内侧。

（二）小提示——对付自汗可食疗

（1）黄芪炖乌鸡，乌鸡切块加清水，加入黄芪，隔水炖熟，调味服食。补脾益气、养阴益血，能补益肺气而固表止汗。

（2）浮小麦饮，浮小麦、麦冬、红枣共煎汤饮用，养心敛汗，固表实卫，能益卫养阴而止汗。

六、三叉神经痛——第一支（眼支）

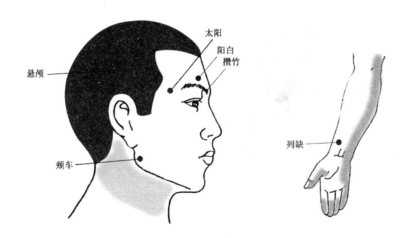

面部三叉神经感觉分支分布区出现的发作性短暂疼痛，多为一侧性。疼痛为烧灼感、针刺感或撕裂样感觉，持续数秒至1—2分钟，可频繁发作，面部肌肉因疼痛而呈痉挛状。第一支受侵部位在眼周、眼球深部及前额。

（一）刮痧小妙招

（1）有效经穴：①胆经：阳白、悬颅；②肺经：列缺；③胃经：颊车；④膀胱经：攒竹；⑤经外奇穴：太阳。

（2）经穴释义：攒竹、阳白、悬颅、太阳为按部位取穴，疏通患部经气；颊车、列缺为"上病下取"法，以通调本经经气，达到"通则不痛"的目的。

（3）照图刮拭顺序：①前额及侧头；②两眉头间；③眉梢后；④耳下；⑤小手臂掌侧。

（二）小提示——谨慎起居避风寒

（1）注意排除脑部占位性病变。

（2）慎起居，避风寒，以防御外邪侵袭。

七、三叉神经痛——第二支（上颌支）

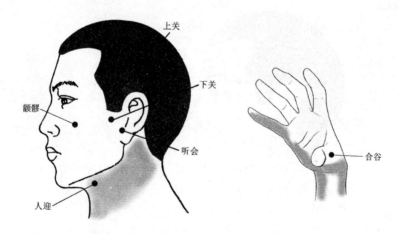

三叉神经第二支受侵犯者最为常见，疼痛的范围包括上颌、颊部、上唇、上牙列及硬腭，压痛点在眶下孔。

（一）刮痧小妙招

（1）有效经穴：①胆经：听会、上关；②小肠经：颧髎；③胃经：下关；

④大肠经：合谷。

（2）经穴释义：听会、上关、下关、颧髎为局部取穴；合谷为阳明经穴，其经循行于面颊，远取以通调本经经气。

（3）照图刮拭顺序：①目外眦下侧；②耳前侧；③手背。

（二）小提示——细嚼慢咽避痛点

（1）嘱患者尽量不要去接触激痛点，进食、漱口时动作缓慢。

（2）适当参加体育锻炼，以增强体质。

八、三叉神经痛——第三支（下颌支）

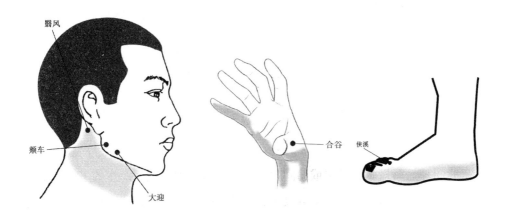

第三支受侵犯者亦较多见，第二、三支同时患病者最为常见。第三支的范围包括下颌、下牙列、下唇、舌及口腔黏膜，压痛点在颏部。

（一）刮痧小妙招

（1）有效经穴：①三焦经：翳风；②胃经：颊车、大迎；③大肠经：合谷；④胆经：侠溪。

（2）经穴释义：翳风、颊车、大迎为局部取穴，以通调面部经络气机；侠溪为足少阳经"荥"穴，通于面颊部，配合谷以通经止痛。

（3）照图刮拭顺序：①耳下；②下颌一带；③手背；④足背。

（二）小提示——防寒锻炼调情志

（1）戒烟酒，避免吃辛辣等刺激性食物。

（2）调节情志，避免不良情绪的刺激。

九、肋间神经痛

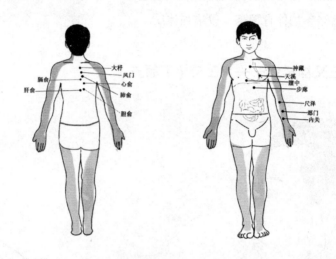

肋间神经痛指胸神经根或肋间神经由于各种原因受损而产生的一种胸肋间或腹部带状区疼痛综合征。多继发于胸腔器官疾病及脊柱、肋骨损伤、胸段脊髓瘤，表现为病变肋间神经分布区单侧或双侧刺痛、灼痛、刀割样痛，阵发性或持续性，相应肋间神经分布区域感觉过敏。

（一）刮痧小妙招

（1）有效经穴：①任脉：膻中；②肾经：神藏、步廊；③脾经：天溪；④肺经：尺泽；⑤心包经：郄门、内关；⑥膀胱经：大杼、风门、肺俞、心俞、膈俞、肝俞、胆俞。

（2）经穴释义：大杼、风门、肺俞、膈俞、肝俞、胆俞能疏通膀胱经、肝经、胆经之经气，气行则血行，血行则瘀除，瘀除则痛止；膻中、神藏、步廊、天溪疏通局部经气，郄门、内关、尺泽宽胸解郁。

（3）照图刮拭顺序：①背部；②胸部；③肘掌侧；④小手臂掌侧。

（二）小提示——劳动注意调姿势

（1）调整姿势，办公室一族和老年人往往会长期保持一个姿势坐很久，容易导致肋骨僵硬，也会对肋骨神经造成一定的伤害。适当调整姿势，利用空闲时间多活动筋骨，就可以避免因为肋骨僵硬导致神经损伤。

（2）劳动时注意姿势，如果需要搬抬一些比较重的东西，要注意采用正确的姿势。

十、坐骨神经痛

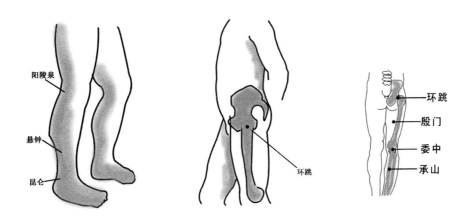

坐骨神经痛是沿坐骨神经通路及其分布区的疼痛综合征。坐骨神经是全身最大最长的一条神经，且包含大量植物神经，它经臀部而分布于整个下肢，表现为背部酸痛和腰部僵直感，病侧下肢疼痛由腰部、臀部开始，向大腿后侧、小腿外侧及足背外侧放散，呈"针刺""刀割""触电"样持续或间歇疼痛，弯腰、咳嗽时加重。病变多为单侧。

（一）刮痧小妙招

（1）有效经穴：①胆经：环跳、阳陵泉、悬钟；②膀胱经：殷门、委中、承山、昆仑。

（2）经穴释义：膀胱经、胆经诸穴疏调下肢气血，活血化瘀，通经活络，蠲痹止痛。

（3）照图刮拭顺序：①刮腰椎找痛点；②大腿外侧；③下肢后侧；④小腿外侧；⑤足外踝后侧。

（二）小提示——注意姿势防疼痛

（1）注意坐姿，正确的坐姿是上身挺直，收腹，下颌微收，两下肢并拢。

（2）注意站姿，正确的站立姿势是膝关节微屈，自然收腹，挺胸抬头，使身体的重心从耳后的乳突向下经髋关节的中心横轴、第二骶骨前面，到膝关节前部和踝关节前方，落在承重的足上。

（3）注意走姿，要昂首挺胸，不要摇摇晃晃，避免增加颈椎的压力。

第六节　泌尿系统

一、肾结石病

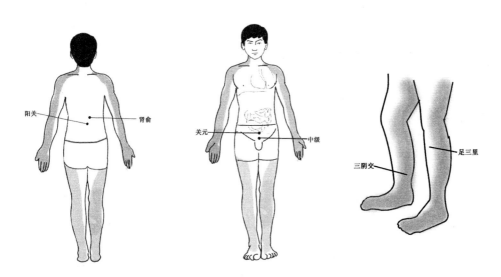

肾结石是肾内产生晶体成分和有机基质组成的石状物，是一较为常见的疾病。临床表现为脊肋角、腰部、腹部呈阵发性的疼痛，伴有尿少，血尿，甚至尿路感染和尿路梗塞。

（一）刮痧小妙招

（1）有效经穴：①膀胱经：肾俞；②任脉：关元、中极；③胃经：足三里；④脾经：三阴交；⑤督脉：阳关。

（2）经穴释义：肾俞、阳关补肾排石通淋；关元为三焦元气所出，温补肾阳；中极可加强利水通淋的作用；足三里益胃以健脾；三阴交使脾胃健运，以复其输布津液、生津化血之功能。

（3）照图刮拭顺序：①背部；②下腹部；③下肢前外侧；④下肢内侧。

（二）小提示——多吃蔬菜防结石

（1）减少果糖摄入。哈佛大学医学院研究发现，果糖摄入量高的人，发生肾结石的风险较高。

（2）多吃全谷类粗粮、豆类、坚果和种子，这类食物富含一种称为植酸的植物化合物，可以防止肾结石。

（3）提高镁的摄入，镁摄入量高的男性患肾结石的风险降低 29%，可以多吃一些菠菜、甜菜和芥菜等镁含量丰富的蔬菜。

二、尿频、尿失禁

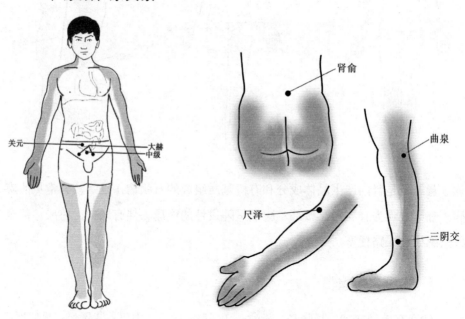

尿频主要表现为小便次数明显增加，小便急，一般无尿痛感。尿失禁主要表现尿液不能自主地排除或不能控制的尿液滴滴或淋漓不尽。

（一）刮痧小妙招

（1）有效经穴：①膀胱经：肾俞；②肝经：曲泉；③肺经：尺泽；④肾经：大赫；⑤任脉：关元、中极；⑥脾经：三阴交。

（2）经穴释义：肾俞补气振奋肾经气机；关元、中极温煦下焦，疏理膀胱气机；曲泉疏肝气而止痛；三阴交疏通脾经经气。

（3）照图刮拭顺序：①腰部；②下腹部；③肘掌侧；④膝内侧；⑤小腿内侧。

（二）小提示——生活规律益健康

（1）防止尿道感染，在炎症初期快速治愈，如果不能有效治愈，则必须及时到医院进行治疗。

（2）保持健康有规律的性生活，妇女生小孩后要注意休息，不要过早负重和劳累，平时不要憋尿。

三、遗尿

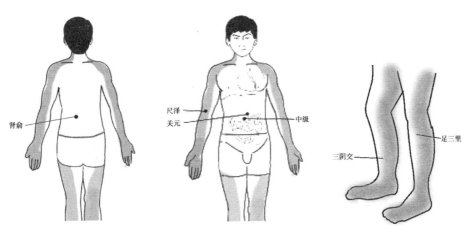

遗尿主要表现为小便不能自控，常在夜间睡眠时不自觉地排尿。常伴有头晕目眩，面色苍白，神疲乏力，腰膝酸软，形体消瘦，自汗，尿痛，心烦，失眠多梦等症状，亦可没有别的症状。

（一）刮痧小妙招

（1）有效经穴：①膀胱经：肾俞；②肺经：尺泽；③脾经：三阴交；④任脉：关元、中极；⑤胃经：足三里。

（2）经穴释义：本病主要原因是肾气不足，气化功能减退。关元、肾俞有补益肾气、固摄下元的作用，配三阴交调理三阴经气；中极温煦下焦，疏理膀胱气机；足三里补中益气，加强肾的固摄作用。

（3）照图刮拭顺序：①腰部；②下腹部；③肘掌侧；④小腿前侧；⑤小腿内侧。

（二）小提示——儿童遗尿要注意

（1）儿童在精神上受刺激或者神经过分紧张会影响大脑，减弱神经的控制力，容易造成遗尿。当儿童不听话或者做错事时，不要责备或恐吓，临睡前不要让幼儿玩得太兴奋。

（2）预防儿童遗尿，傍晚不要让孩子饮水过量。

（3）儿童入睡前，可将两条毛巾包扎于腰腹部，毛巾两端各打成结，孩子在仰卧或俯卧时，会受到毛巾的阻碍，使之养成侧卧的习惯，遗尿问题会逐步改善和克服。

四、水肿

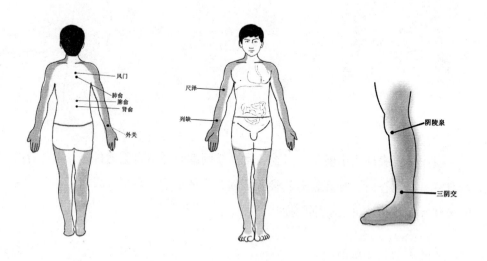

水肿为皮肤和皮下组织间液积聚过多及体液容量增多的一种病症，表现为表皮紧张、肿胀，甚至发亮，失去弹性及皱褶，按之即凹陷，久久不平复。多

发生于组织张力较低处（眼睑、阴囊）及躯体最下部。

（一）刮痧小妙招

（1）有效经穴：①肺经：列缺、尺泽；②三焦经：外关；③膀胱经：肺俞、脾俞、肾俞、风门；④脾经：三阴交、阴陵泉。

（2）经穴释义：列缺、外关宣其肺气，泻其阳邪，以利水邪；风门、肺俞通阳散寒祛湿；阴陵泉、三阴交健脾利水化湿；尽泽宣通肺气，增强顺气肃降之力；脾俞、肾俞温补脾肾、祛湿消肿。

（3）照图刮拭顺序：①背部；②上肢内侧；③上肢外侧；④下肢内侧。

（二）小提示——水肿一定要忌盐

（1）浮肿初期应吃无盐饮食，待肿势渐退后，逐步改为低盐，最后恢复普通饮食。

（2）忌食辛辣、烟酒等刺激性物品。若因营养障碍致肿者，不必过于强调忌盐。

（3）注意饮食，起居有时，预防感冒，不宜过度疲劳，尤应节制房事，以防损伤真元。

（4）如果刮拭部位有水肿，在刮治的时候一定要小心，以防皮肤破损，造成感染。

第七节　内分泌、代谢系统

一、低血糖

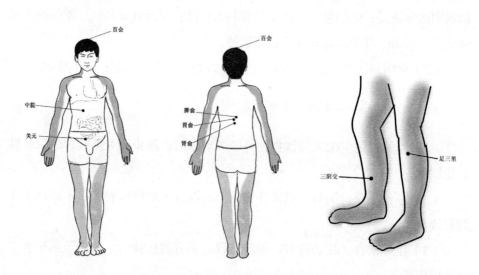

低血糖是一种因多种原因引起的血糖浓度过低所致的症状群。临床表现为饥饿感或饥饿难忍，软弱出汗，脸色苍白，心动过速，恶心呕吐，四肢震颤等。

（一）刮痧小妙招

（1）有效经穴：①膀胱经：脾俞、胃俞、肾俞；②任脉：中脘、关元；③胃经：足三里；④脾经：三阴交；⑤督脉：百会。

（2）经穴释义：脾俞、三阴交以健脾助运布津；胃俞清胃泻火救阴；足三里调脾胃气机；肾俞滋阴补肾；中脘和胃清燥；关元温阳补肾；百会强身健脑。

（3）照图刮拭顺序：①头部；②背部；③上腹；④下腹；⑤下肢前外侧；⑥下肢内侧。

（二）小提示——生活规律保健康

（1）保证规律饮食，做到定时、定量，出门时可以随身携带一粒糖、一块巧克力或饼干，如果出现低血糖的症状，可通过食用这些食物的方式进行缓解。

（2）对于服用降血糖药物的患者来说，如果出现进食减少、呕吐、腹泻等情况，可以在监测血糖的前提下，根据医嘱适当减少药物的服用量。

二、甲状腺机能亢进

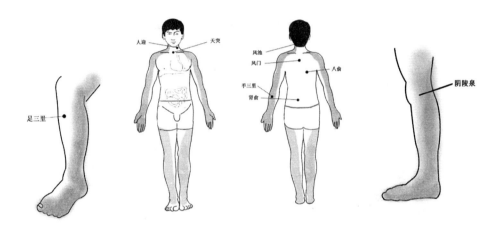

甲状腺机能亢进（简称甲亢）是由于多种病因引起的甲状腺激素分泌过多所致的一组常见内分泌疾病。临床上以弥漫性甲状腺肿伴甲亢和结节性甲状腺肿伴甲亢占绝大多数。临床表现为可有神经过敏，情绪激动，心悸，消瘦等症状，伴有食欲亢进，多食善饥，体重减轻，疲乏无力，心血管系统的疾病。

（一）刮痧小妙招

（1）有效经穴：①胆经：风池；②任脉：天突；③经外奇穴：八俞；④脾经：阴陵泉；⑤膀胱经：风门、肾俞；⑥胃经：人迎、足三里；⑦大肠经：手三里。

（2）经穴释义：风池导气通络，化痰消瘰；天突为局部取穴，使基础代谢降低；阴陵泉温运中焦，利水消肿；人迎消除瘰疬；足三里健脾益气，补中土以化精微；肾俞培土固体。

（3）照图刮拭顺序：①后发际；②背、腰部；③前颈部；④小手臂背侧；⑤小腿内侧；⑥小腿前侧。

（二）小提示——沿海地区少用碘

（1）沿海地区应注意膳食中含碘食物，建议勿用高碘饮食，防止碘甲亢。

（2）普查身体健康时，应加测甲状腺B超或甲状腺功能以早期发现甲亢患者，被动发现甲亢患者时，病情多有延误2—3年之久。

三、甲状腺机能减退

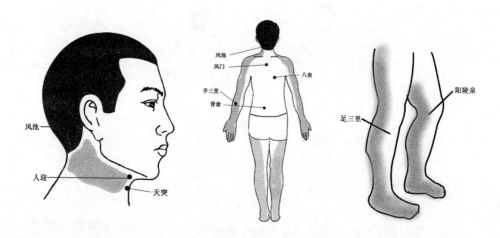

甲状腺机能减退（甲低）是由于甲状腺合成或分泌甲状腺素不足引起的疾病。因起病年龄不同、甲状腺功能减退程度不同对患者病理的影响不同，所产生的临床表现及临床类型也各异。临床表现为体温偏低，畏寒少汗，表情呆滞，反应迟钝，昏沉欲睡，面色苍白或微黄，皮肤粗糙少光泽，智力、记忆力下降等症状。

（一）刮痧小妙招

（1）有效经穴：①胆经：风池；②任脉：天突；③经外奇穴：八俞；④脾经：阴陵泉；⑤膀胱经：风门、肾俞；⑥胃经：人迎、足三里；⑦大肠经：手三里。

（2）经穴释义：天突配风池、人迎具有疏经理气、化痰消瘿散结的作用，对甲状腺机能减退，有甲状腺肿大者有较好的效果；肾俞有培土固元温阳益气的作用。

（3）照图刮拭顺序：①后颈发际；②脊背部；③腰部；④前颈部；⑤小手臂背侧；⑥小腿前侧；⑦小腿内侧。

（二）小提示——减少压力防甲低

（1）及时检查是否缺乏维生素和微量元素，如果缺乏就要适当补充。

（2）减少压力、控制三高、减轻体重、调整饮食、改善生活环境等，来预防甲状腺机能减退的发生。

四、痛风

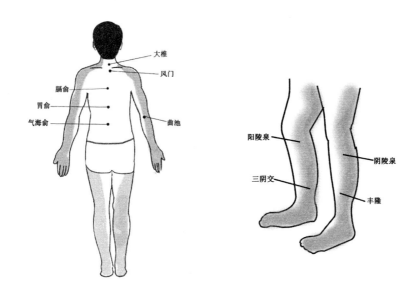

痛风是长期嘌呤代谢紊乱所致的疾病。临床以高尿酸血症、急性关节炎反复发作、痛风石沉积、慢性关节炎和关节畸形、肾实质性病变和尿酸结石形成为特点。临床表现为初期患者仅有高尿酸血症而无临床症状，后期以关节红肿热痛，反复发作，关节活动不灵活为主要表现。

（一）刮痧小妙招

（1）有效经穴：膀胱经：风门、胃俞、膈俞、气海俞；②脾经：阴陵泉、三阴交；③大肠经：曲池；④胆经：阳陵泉；⑤督脉：大椎；⑥胃经：丰隆。

（2）经穴释义：风门、曲池清热祛风通络；阳陵泉为筋会，有通络利节的作用；胃俞、阴陵泉能健脾益胃，化湿通络；膈俞理血和营，活血化瘀；气海俞益气活血通络；丰隆祛痰化湿。

（3）照图刮拭顺序：①脊背部；②腰部；③肘外侧；④小腿内侧；⑤小腿外侧。

（二）小提示——注重饮食祛通风

（1）制定膳食治疗卡，限制嘌呤类食物的摄取，以减少外源性的核蛋白，降低血清尿酸水平。

（2）鼓励选食碱性食品，增加碱性食品摄取，可以降低血清尿酸的浓度，甚至使尿液呈碱性，从而增加尿酸在尿中的可溶性，促进尿酸的排出。

（3）限制饮酒，适量饮用饮料。酸奶因含乳酸较多，对痛风病人不利，故不宜饮用。

第八节　运动系统

一、颈椎病

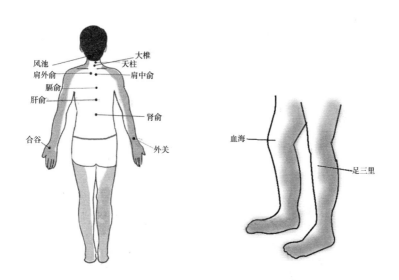

　　颈椎病是颈椎及其周围的软组织（如椎间盘、黄韧带、脊髓、鞘膜等）发生病理改变，导致颈神经根、颈脊髓、椎动脉及交感神经受到压迫或刺激，从而产生各种症状。临床表现轻者为持续性酸痛，重者为阵发性剧烈疼痛，多数出现沿颈神经根窜痛，伴有针刺样或触电样麻痛感。

　　（一）刮痧小妙招

　　（1）有效经穴：①胆经：风池、肩井；②督脉：大椎；③胃经：足三里；④脾经：血海；⑤膀胱经：天柱、肾俞、肝俞、膈俞；⑥小肠经：肩中俞、肩外俞；⑦大肠经：合谷、阿是穴；⑧三焦经：外关。

　　（2）经穴释义：外关、风池祛风通络；大椎通调督脉之阳气，以祛寒湿之邪；足三里健脾胃以利气血生化之源；肾俞、血海、膈俞滋阴血濡筋骨；肝俞补髓壮筋骨；天柱以疏通太阳经经气；合谷调和气血经络；阿是穴、肩井疏通局部气血。

（3）照图刮拭顺序：①后发际；②肩颈部；③脊背部；④腰部；⑤小手臂背侧；⑥手背；⑦膝内上侧；⑧小腿前侧；⑨找痛区或点刮。

（二）小提示——刮痧要有序

（1）按照治疗方案沿肌肉走向进行刮痧。

（2）疲劳时要注意休息后再进行刮痧。刮痧之前一定要做好暴露皮肤的清洁工作。

（3）刮痧结束后，将刮痧板冲洗干净。刮痧要有序进行，保证每一个手法做到充分全面。

二、落枕

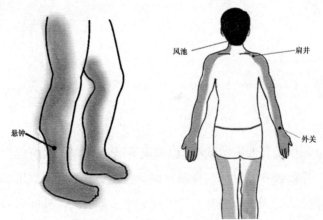

落枕（又称失枕）指患者颈项部强痛、活动障碍的一种病症。本病多见于成人，儿童少见。临床表现通常在早晨起床后，头项部强直或头部向一侧歪斜，前后左右转动不便，活动受限，患部一侧酸楚疼痛，并可向同侧肩部及上肢扩散。

（一）刮痧小妙招

（1）有效经穴：①胆经：风池、肩井、悬钟；②三焦经：外关。

（2）经穴释义：风池疏风通络，解痉止痛；肩井、悬钟镇痛解痉活络，是本病的有效穴；外关祛风寒湿邪。

（3）照图刮拭顺序：①后颈部；②肩上；③小手臂背侧；④小腿外侧。

（二）小提示——手法轻轻脱疼痛

（1）手法不宜过重，以免造成患者皮肤损伤。

（2）保护颈部是根本，要注意选择有弹性、适合颈部的枕头，同时要做好颈部保暖，保持良好的坐姿。

三、颈部肌肉扭伤

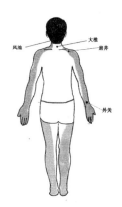

颈部肌肉扭伤多由于在没有准备的情况下，颈部突然扭转，肌肉收缩或睡眠姿势不当。临床表现为突然感到颈部疼痛，头部向各方向的活动均明显受限，动则疼痛加剧，头常偏向一侧。

（一）刮痧小妙招

（1）有效经穴：①胆经：风池、肩井；②三焦经：外关；③督脉：大椎。

（2）经穴释义：风池疏风通络，解痉止痛；肩井镇痛解痉，是本病有效穴；外关祛风寒湿邪；大椎通调督脉之阳气。

（3）照图刮拭顺序：①后头面部；②肩部；③上肢外侧。

（二）小提示——动作轻缓防扭伤

（1）如果脖子扭得不是很严重，可以用手轻轻地按摩，改善脖子处的血液循环，也能缓解脖子疼的症状。

（2）做肩颈保健操，将头偏向左肩，左手越过头顶放在头的右边，另一只手放在右肩上，然后非常轻柔地尝试将头向左拉，再将头偏向右肩，重复做同样的动作。

（3）有时候扭到脖子是由于之前脖子受凉，因此，如遇受凉引起颈部肌肉扭伤，也可以用热毛巾热敷几次，坚持热敷几天效果会比较好。

四、肩关节周围炎

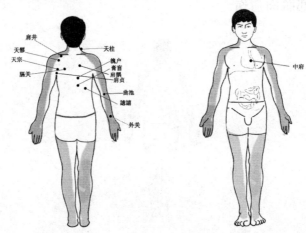

肩关节周围炎简称肩周炎，指肩关节及其周围的滑囊（如肩峰下滑囊）、肌腱（如冈上肌腱、肱二头肌、长头肌及其腱鞘）、韧带等组织的变性疾病。特点是肩部逐渐产生疼痛，夜间为甚，逐渐加重；肩关节活动功能受限，而且日益加重；半年或两年后可逐渐消失，活动范围可缓慢恢复。好发于40~50岁，以女性多见。

（一）刮痧小妙招

（1）有效经穴：①胆经：肩井；②大肠经：肩髎、曲池；③三焦经：天髎、外关；④膀胱经：天柱、魄户、膏肓、譩嘻、膈关；⑤小肠经：天宗、肩贞；⑥肺经：中府。

（2）经穴释义：肩髎能温通阳经经气，散寒止痛；曲池疏通阳明经气，使脉络通，湿邪除；肩井理气通络止痛；天宗、天髎通络止痛；外关活血止痛；中府疏通局部经气；天柱、魄户、膏肓、譩嘻、膈关化瘀通络止痛。

（3）照图刮拭顺序：①后颈部；②肩上；③肩胛；④肩后；⑤肩前内侧；⑥肩外三角肌；⑦上肢背侧。

（二）小提示——加强肩部锻炼不可少

（1）在进行刮痧治疗时，可适当地嘱其进行活动肩膀，以通经气。

（2）平时应加强体育锻炼，比如练太极拳或甩手，增加肩关节的活动。肩部应注意保暖。睡卧时应穿内衣，肩部不要外露于被子外，以免受寒。患肩不可过分强调制动，急性期可做适当轻度活动，慢性期则应进行适当的功能锻炼。

（3）做适应性功能锻炼时，要贵在坚持，动作要做得充分到位。

五、肩关节扭挫伤

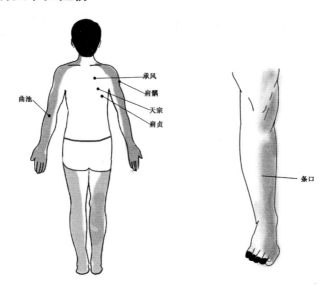

肩关节扭挫伤指由于肩关节过度外展、后伸或由于肩部环转运动过度扭转而引起关节囊筋膜、肌腱或肌纤维的损伤或撕裂。重物打击肩部可引起肌肉或肌纤维的损伤或撕裂，致使疼痛肿胀、功能障碍。临床表现多见于青壮年及体力劳动者。

（一）刮痧小妙招

（1）有效经穴：①大肠经：肩髃、曲池；②胃经：条口；③小肠经：秉风、天宗、肩贞。

（2）经穴释义：肩髎、曲池以疏通阳明经气，使脉络通，湿邪除；秉风、肩贞、天宗有散风舒筋、清热消肿之功；条口有理气活血、舒筋活络之功，能缓解肩关节周围的肌肉疼痛和痉挛。

（3）照图刮拭顺序：①三角肌；②肩前；③肩后；④肩胛；⑤肘外侧；⑥小腿前侧。

（二）小提示——冰敷加压能疗伤

（1）多休息，避免使用伤侧的手臂。

（2）多冰敷，肩部冰敷或凉袋敷 15—20 分钟，每天 4 次，至少 2—3 天，有助于减轻疼痛和肿胀。

（3）加压包扎，将肩关节用弹力绷带包括，可以限制肿胀，减轻疼痛。

六、高尔夫球肘（肱骨内上髁炎）

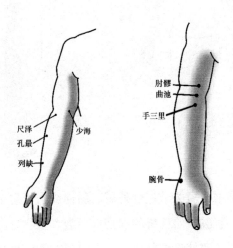

高尔夫球肘是由于经常用力屈肘屈腕及前臂旋前时，尺侧屈腕肌处于紧张收缩状态，从而易使其肌腱的附着点发生急性扭伤或慢性劳损，或因工作或跌仆肘部着地损伤致本病。临床表现肱骨内上踝及附近疼痛，主动屈腕、前臂旋前时疼痛明显，同时可沿尺侧向下放射，屈腕无力。

（一）刮痧小妙招

（1）有效经穴：①大肠经：手三里、曲池、肘髎；②肺经：尺泽、列缺、孔最；③小肠经：腕骨；④心经：少海。

（2）经穴释义：曲池、手三里舒经通络止痛；尺泽舒筋骨止疼痛；孔最、列缺疏风通络；腕骨疏风通络止痛；少海行气活血，消瘀散结。

（3）照图刮拭顺序：①肘部；②小手臂掌侧；③手背侧。

（二）小提示——运动注意防损伤

（1）注意正确的发力动作，少拼命接被动球，避免屈腕肌群的过度使用。

（2）合理控制打球的频率，建议普通球友一周安排2—3次（每次2小时左右）即可。

（3）如果长时间不打球，开始打球的频率要逐渐增加，让肌肉和肌腱有一个适应期。

（4）康复期可以进行一段时间轻量活动，可打球，但不能剧烈，以不产生疼痛感为标准。

七、腰椎间盘突出症

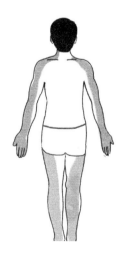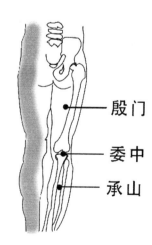

殷门

委中

承山

腰椎间盘突出症指腰椎间盘发生退行性变性以后，因某种原因（损伤，过劳等）致纤维环部分或全部破裂，连同髓核一并向外膨出，压迫神经根或脊髓而引起以坐骨神经痛为主的临床综合征群。临床表现为腰痛及腰痛向下肢放射，咳嗽排便时加重，脊柱侧弯，腰椎生理前突消失，腰部僵直，腰部活动多为不对称性受限。

（一）刮痧小妙招

（1）有效经穴：①膀胱经：殷门、承山、委中；②阿是穴：痛点。

（2）经穴释义：殷门、承山、委中疏通膀胱经气，活血化瘀，通络止痛；阿是穴疏通局部气血，活络止痛。

（3）照图刮拭顺序：①刮腰部痛点；②下肢后侧（在两穴拔罐再刮拭，效果更好）。

（二）小提示——预防为主须记牢

（1）平时要注意不累积损伤，腰痛了就注意要休息。

（2）要有良好的坐姿，平时睡觉的床不要太软。长期坐着工作需要注意桌椅的高度，定期站起来活动一下，减轻对腰椎的压力，改变一下姿势。需要经常弯腰工作的，应定时伸伸腰并配合平板支撑，时而做一下挺胸活动，并且最好使用宽一点的腰带。

（3)加强腰背肌肉的训练和核心肌群的训练，尤其是长期使用腰围的患者，以防止长期依仗腰围而肌肉萎缩，带来不良后果。

八、腰肌劳损

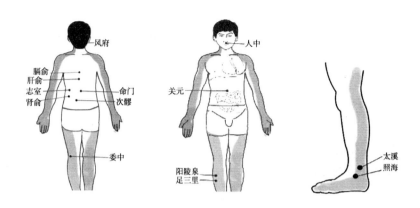

腰肌劳损主要指腰骶部肌肉、韧带、筋膜等软组织慢性损伤。本病好发于中老年人，腰部或腰骶部酸痛或肿痛，反复发作。疼痛可在劳累后或气候变化如阴雨天气时加重，病多反复，缠绵不愈。根据劳损的不同部位可有较广泛的压痛，脊椎活动多无异常，如急性发作时各种症状明显加重，并可有肌肉痉挛，脊柱侧弯，生理前突改变，个别患者有下肢牵制性疼痛，但无窜痛和肌肤麻木感。

（一）刮痧小妙招

（1）有效经穴：①督脉：风府、命门、人中；②任脉：关元；③膀胱经：膈俞、肝俞、肾俞、志室、次髎、委中、昆仑；④胃经：足三里；⑤胆经：阳陵泉；⑥肾经：照海、太溪、阿是穴。

（2）经穴释义：人中能疏通督脉，以行气化瘀利腰脊，可治腰脊强痛；肾俞补益肾气；志室、太溪滋补肾阴；命门温肾益精；委中为治腰脊痛的远治穴，"腰背委中求"，昆仑活血化瘀；阳陵泉、足三里舒筋活络，消肿止痛。

（3）照图刮拭顺序：①后发际；②鼻柱下；③背腰、骶部；④下腹部。

（二）小提示——加强锻炼抗疲劳

（1）平时加强体育锻炼，但要做好准备活动，且不要做剧烈的运动，注意劳逸结合。

（2）不要随意睡在潮湿的地方。根据气候的变化，随时增添衣服，出汗及淋雨之后，要及时擦干身体并更换衣物，注意对腰部的保暖。

（3）如弯腰过久，或桌子较低，要不时地更换姿势，并站起来走一下。

（4）最好睡硬板床，在木板上加一张大约10厘米厚的软垫即可，保护好腰椎的正常生理曲度。

九、急性腰扭伤

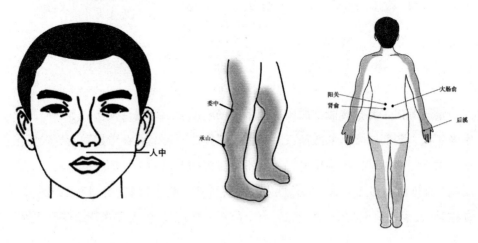

急性腰扭伤多为遭受间接外力所致。主要是由于弯腰工作时姿势不正确或用力不当，使腰部肌肉用力失调，造成肌纤维撕裂。临床表现为局部疼痛常伴有不同程度的功能障碍，局部压痛明显。重者伴有腰部持续性剧痛，不能行走和翻身，咳嗽、呼吸、腹部用力等均可加重疼痛。

（一）刮痧小妙招

（1）有效经穴：①督脉：阳关、人中；②膀胱经：肾俞、大肠俞、委中、承山；③小肠经：后溪。

（2）经穴释义：扭伤取穴，一般根据损伤部近取法的原则，以达到行气血、通经络、消肿的目的，使受伤组织功能恢复正常。肾俞：补益肾气，祛腰部湿热；大肠俞、委中、承山通调膀胱之脉；后溪疏筋脉而通督脉；阳关：益肾中真阳；人中疏通督脉，以行气化瘀止痛。

（3）照图刮拭顺序：①鼻尖；②腰部；③手掌外侧；④膝腘窝；⑤大腿外侧；⑥找痛点刮。

（二）小提示——搬抬重物多谨慎

（1）注意锻炼腰部的生理功能，腰部活动时动作应协调，姿势要正确，如抬杠重物时，尽量让胸、腰部挺直，髋、膝部屈曲，起身时应以下肢用力为主，站稳后再迈步；搬、提重物时，应取半蹲位，使物体尽量靠近身体，避免提起过重物体。

（2）在搬重物时，注意力要集中，以防因腰部活动范围过大，而使腰部肌肉用力失调；注意劳逸结合，不要在一个固定体位和强迫姿势中过久工作。

十、踝关节损伤

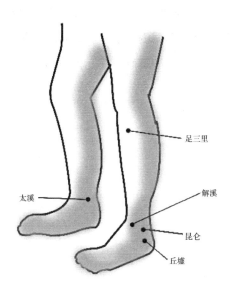

踝关节损伤多由间接暴力和直接暴力所致。与受伤时的姿势有密切关系，可发生在任何年龄，以青壮年居多，男性多于女性。临床表现有明显扭伤史，伤后有明显肿胀、疼痛，甚至不能站立和行走，伤处有明显压痛，局部皮下瘀血等。

（一）刮痧小妙招

（1）有效经穴：①胃经：足三里、解溪；②胆经：丘墟、阿是穴；③膀胱经：昆仑；④肾经：太溪。

（2）经穴释义：足三里、解溪为局部取穴，疏通局部经络；丘墟、昆仑、太溪疏通足部经络止痛，是治疗足部疼痛的有效穴位。

（3）照图刮拭顺序：①小腿前侧；②足背踝；③足外踝；④足内踝；⑤找痛点刮。

（二）小提示——活动之前多热身

（1）踝关节扭伤严重者需要进行石膏固定3—6周，拆石膏后不可负重行走，要三个月至半年才可恢复体育活动。

（2）踝关节扭伤一般均为意外损伤，没有一种有效的方法可以预防踝关节扭伤的发生。增强踝关节周围肌肉的锻炼，高危运动时佩戴相应的护具，可以在一定程度上防止踝关节扭伤的意外发生，或降低踝关节扭伤的严重程度。

第九节　外科

一、乳腺增生

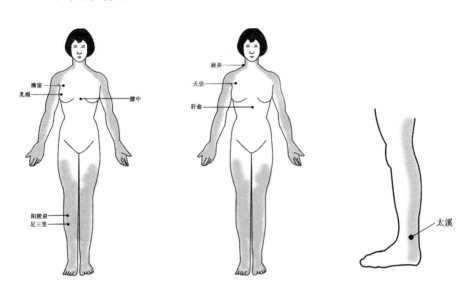

乳腺增生是乳房部一种乳腺组成成分增生性疾病，既非炎症，亦非肿瘤，是内分泌功能紊乱致使乳腺结构不正常的一种妇女常见病，表现为乳房肿块，多见于双侧，也可见于一侧，肿块大小不等，局限于乳房一部分或分布于整个乳房，与皮肤不粘连，经前乳房胀痛，乳头溢液。

（一）刮痧小妙招

（1）有效经穴：①胆经：肩井、阳陵泉；②小肠经：天宗；③胃经：足三里、乳根、膺窗；④肾经：太溪；⑤任脉：膻中；⑥膀胱经：肝俞。

（2）经穴释义：乳房为胃脉所过，乳根、膺窗疏通局部经气，消其坚结；肝俞疏肝理气，消瘀散结；膻中为气会之穴，可宽胸理气；肩井、阳陵泉为胆经之穴，胆经行肩腋、胸胁，故有疏导肝胆郁结之气的功效；天宗以善治乳房之疾而著称；太溪滋肾水，益肝阴；足三里健脾运胃，资生化之源。

（3）照图刮拭顺序：①肩上及肩胛；②背部；③前胸；④小腿前侧；⑤小腿外侧；⑥足外踝。

（二）小提示——增生患者重饮食

（1）乳腺增生患者应该少吃油炸食品，不要食用雌激素喂养的鸡、牛肉、甜食，忌过多进食补品。

（2）乳腺增生者饮食要少吃高脂肪食品，由于摄入过高的脂肪和动物蛋白，促进了人体内某些激素的释放，会刺激乳房腺体上皮细胞过度增生，这是乳腺疾病的重要成因之一。

（3）乳腺增生需忌食辛辣刺激性食物，如姜、蒜、辣椒、韭菜、花椒，避免刺激饮食加重病情。

（4）乳腺增生患者不可吃用蜂蜜，蜂蜜中多含激素，要少吃或者不吃。

二、乳腺炎

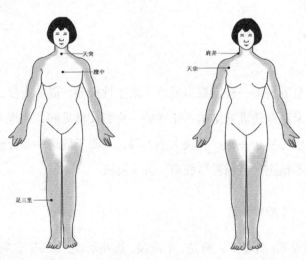

乳腺炎是细菌侵入乳腺和乳腺管组织而引起的急性化脓性感染性疾病。表现以乳房红肿热痛为特征。初起乳房结块肿胀疼痛，排乳困难，恶寒头痛，全身不适，如不及时治疗则高热不退，局部跳痛，半个月左右形成脓肿，脓出后热退肿消。

（一）刮痧小妙招

（1）有效经穴：①胆经：肩井；②任脉：天突、膻中；③小肠经：天宗；④胃经：足三里。

（2）经穴释义：肩井系手足少阳、足阳明与阳维脉之会穴，有平肝泻胆、通经活络、散瘀破结之功效，配膻中以通利乳道，泻毒清热；天宗为治乳房疾病之要穴；足三里清泻阳明热毒。

（3）照图刮拭顺序：①肩上；②肩胛；③胸部；④小腿前侧。

（二）小提示——做好预防第一位

（1）乳腺炎是可以预防的，也是应当预防的，这是产褥期妇女保健工作很重要的一部分。

（2）要注意防止乳汁淤积，保持乳房局部清洁，产妇要注意身心健康，保持情绪稳定，避免发怒生气。

（3）定时哺乳，每隔2—3小时为宜。两个乳房交替喂乳，以防日后两侧乳房不对称。

（4）保持环境清净。产妇居室温度、湿度都要合适，一般以22—24℃为宜，室内空气要新鲜。

三、痔疮

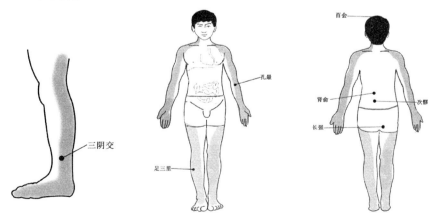

痔疮是直肠下端黏膜和肛管远侧段皮下的扩张静脉团块，呈半球状隆起。表现在排便时发生大便带血，鲜红色，不伴有疼痛。便秘、饮酒，吃辛辣食物时可诱发。如痔核发生嵌顿时，可有剧烈疼痛。

（一）刮痧小妙招

（1）有效经穴：①督脉：百会、长强；②肺经：孔最；③膀胱经：肾俞、次髎；④胃经：足三里；⑤脾经：三阴交。

（2）经穴释义：肾俞、次髎为膀胱经穴，其别行之脉络于肛，配长强能疏导膀胱经气而消瘀滞；百会、足三里、三阴交益气升提；孔最为肺经郄穴，有调理肺气、清泻肠腑的作用。

（3）照图刮拭顺序：①头顶；②前臂内侧；③背侧；④小腿前侧；⑤小腿背侧。

（二）小提示——戒除恶习防痔疮

（1）戒除排便时的不良习惯，当有便意时不要忍着不去大便，排便时蹲厕时间不能过长。

（2）定时排便，最好能养成每天早晨定时排便的习惯，这对于预防痔病的发生有着极重要的作用。

第十节　皮肤科

一、雀斑

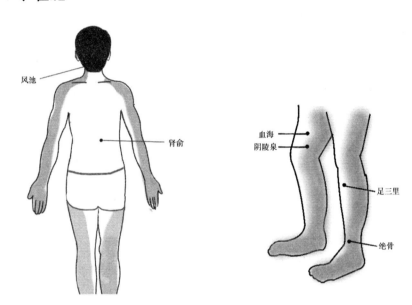

风池

肾俞

血海
阴陵泉

足三里

绝骨

雀斑是一种以鼻面部发生褐色斑点为特征的皮肤病。多有家族史，如发于学龄前，至青春期可达顶峰。雀斑颜色的深浅及数目常与日晒有关，夏多冬少。皮损为针尖至绿豆大小，不融合，无痒、痛感，主要发生在鼻、面部及颈、肩、手部。

（一）刮痧小妙招

（1）有效经穴：①膀胱经：肾俞；②胆经：风池、绝骨；③胃经：足三里；④脾经：血海、阴陵泉。

（2）经穴释义：肾俞滋阴补肾，降火散结；风池祛风散火；阴陵泉、血海活血、养血、解毒，配合足三里、绝骨祛瘀通络、散结。

（3）照图刮拭顺序：①后头颈部；②腰部；③下肢内侧；④下肢外侧；⑤小腿前侧。

（二）小提示——生活隔热减雀斑

（1）预防雀斑要注意饮食的搭配，多吃含高感光物质的蔬菜，如芹菜、胡萝卜、香菜等，而且最好在晚餐食用，食用后不宜在强光下活动，以避免黑色素的沉着。

（2）预防雀斑多吃富含维生素 C 的食物，比如：核桃、西瓜、蜂蜜、梨等；维生素 E 同样具有氧化还原作用，比如：卷心菜、胡萝卜、茄子、菜籽油、葵花籽油、鸡肝等都富含维生素 E。

（3）生活中尽量"隔热"，如：夏日外出打太阳伞、戴遮阳帽，做完饭后要及时清洗面部和手臂。

二、黄褐斑

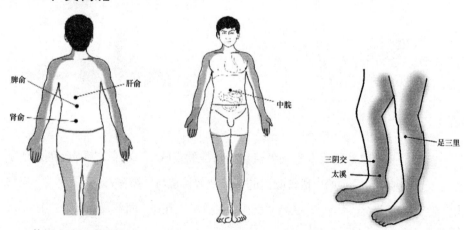

黄褐斑是面部常见的一种色素性皮肤病。病因不清，多认为与内分泌有关。在妊娠期、服用避孕药期间或停经后，卵巢病变或其他内分泌病、慢性肝病、营养不良者中都可见到。表现为境界清楚的黄褐色斑点，对称分布于颧部、前额、上唇、鼻尖和颊部等处。日晒后加重，无自觉症状。

（一）刮痧小妙招

（1）有效经穴：①膀胱经：肝俞、脾俞、肾俞；②胃经：足三里；③肾经：太溪；④脾经：三阴交；⑤任脉：中脘。

（2）经穴释义：肝俞疏肝理气；脾俞、肾俞补肾健脾、益气补血；足三里、三阴交养血活血，祛瘀通络；中脘为腑会之穴，调理脏腑气血；太溪补肾益气，调经理带。

（3）照图刮拭顺序：①背部；②腰部；③腹部；④小腿前侧；⑤小腿内侧；⑥足内踝。

（二）小提示——多吃果蔬保健康

（1）多食用富含维生素 C、维生素 E 的食物及水果蔬菜。

（2）调整情绪，少食辛辣刺激性食物。

（3）勿滥用外用药，避免阳光曝晒等。

三、扁平疣

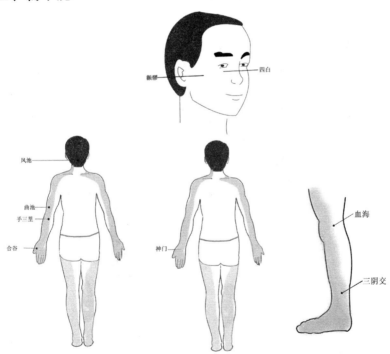

扁平疣由乳头瘤病毒所致，可由患者传染或自身接触传染。皮肤损伤可引起病毒感染，其发病与免疫功能有关，病变好发于颜面、手背及前臂，为硬性的扁平丘疹，浅褐色，略高出皮肤，微痒或无自觉症状，可自愈，亦可复发，

愈后不留瘢痕。

（一）刮痧小妙招

（1）有效经穴：①胆经：风池；②脾经：血海、三阴交；③小肠经：颧髎；④大肠经：曲池、合谷、手三里；⑤胃经：四白；⑥心经：神门、阿是穴。

（2）经穴释义：风池祛风清热；颧髎清泻局部热邪；曲池、合谷、手三里、四白清解面部诸阳经之热毒；血海、神门凉血和营，宁神止痒。

（3）照图刮拭顺序：①后发际；②面部；③肘外侧；④小手臂背侧；⑤腕掌侧；⑥手背；⑦下肢内侧；⑧找病区或痛点刮。

（二）小提示——个人卫生要维护

（1）由于扁平疣会传染，像平时用的毛巾、脸盆、刮胡刀等要单独使用，不能和别人混合使用，以防交叉感染。

（2）出现瘙痒时，不要过度抓挠，如果抓破皮就容易引起感染。

（3）平时有时间应该多加运动，不但能流汗排毒，还能增加抗病能力。

四、痤疮

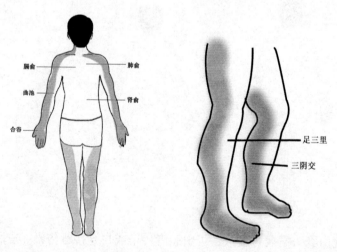

痤疮是青春期常见的一种慢性毛囊皮脂腺炎症性皮肤病，长期使用激素也容易引起本病。表现为面部、上胸部、背部、肩部等皮脂腺丰富的部位，呈丘

疹样皮损，可分黑头和白头两种，损害部位与毛囊口一致，若挤压毛囊周围，可挤出长 1—2 毫米的乳白色脂栓，如发生感染可形成脓疱，痊愈后可留下瘢痕性疙瘩及色素沉着。

（一）刮痧小妙招

（1）有效经穴：①膀胱经：肺俞、肾俞、膈俞；②大肠经：曲池、合谷；③胃经：足三里；④脾经：三阴交。

（2）经穴释义：肺俞宣肺清热；膈俞为血会之穴，清热凉血；曲池、合谷清头面之血热；足三里和胃化湿，疏导阳明经蕴热；三阴交凉血活血。

（3）照图刮拭顺序：①背腰部；②肘外侧；③手背；④小腿前侧；⑤小腿内侧。

（二）小提示——注重调理防痤疮

（1）治疗期间要禁食辛辣食品，多饮水。

（2）多食蔬菜和水果，要保持消化功能正常，防止便秘。

（3）严禁用手挤压面部的痤疮，特别是三角区。

（4）不要用含油脂多的化妆品。

（5）保持面部清洁，不使用偏碱性的洁面剂。

五、荨麻疹

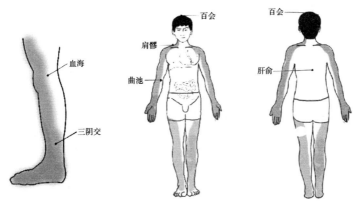

由于各种不同内外因素作用于人体，通过变态反应或非变态反应而发生的皮肤和黏膜微血管壁通透性增加和微血管扩张，血清渗出形成局部水肿。表现为皮肤先有痒感，搔之即有浮肿状风团发生，此起彼伏，能泛发全身，消退后不留痕迹，可伴有胃肠道症状及呼吸困难。

（一）刮痧小妙招

（1）有效经穴：①督脉：百会；②膀胱经：肝俞；③大肠经：肩髎、曲池；④脾经：血海、三阴交。

（2）经穴释义：肝俞、百会清肝经风热；肩髎治风热隐疹；曲池、血海、三阴交祛风活血，健脾和胃，调和营卫。

（3）照图刮拭顺序：①头顶；②脊背部；③肩外三角肌上侧；④肘外侧；⑤大腿内侧。

（二）小提示——愉快进食很重要

（1）力求找到引起发作的原因，并加以避免。
（2）如果是感染引起者，应积极治疗感染病灶。
（3）药物引起者应停用过敏药物。
（4）食物过敏引起者，找出过敏食物后，不要再吃这种食物。
（5）如寒冷性荨麻疹应注意保暖，接触性荨麻疹减少接触的机会。

六、慢性湿疹

慢性湿疹是常见的过敏性皮肤炎症，由急性湿疹发展而来，皮肤呈暗红色，表面脱屑干燥，边缘清楚，有明显浸润和肥厚，或苔藓样变，痒感明显。

（一）刮痧小妙招

（1）有效经穴：①膀胱经：肝俞、脾俞、膈俞；②大肠经：肩髎、合谷、曲池；③任脉：中脘；④胃经：天枢；⑤脾经：血海、三阴交。

（2）经穴释义：肝俞、脾俞滋阴健脾，配中脘、天枢调和肠胃；膈俞活

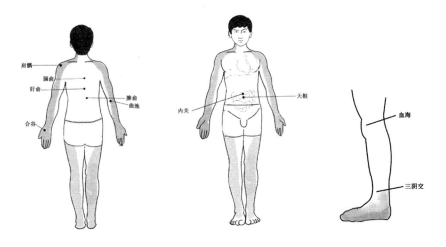

血养血，祛风润燥；肩髎、合谷清热止痒；曲池、血海、三阴交祛风、养血、润燥。

（3）照图刮拭顺序：①背部；②腹部；③肩部；④手背；⑤下肢内侧。

（二）小提示——克服病原远湿疹

（1）避免接触自身可能的诱发因素。

（2）避免各种外界刺激，如热水烫洗、过度搔抓、清洗及接触可能敏感的物质如皮毛制剂等，并注意少接触化学成分用品，如肥皂、洗衣粉、洗涤剂等。

七、药物性皮炎

药物性皮炎是药物通过内服、注射、吸入等途径进入人体，在皮肤黏膜上引起的炎症反应，严重者可累及机体各个系统，表现因用药不同而出现不同的类型，如固定性红斑、荨麻疹样风团、紫癜、大疱性表皮松解等。

（一）刮痧小妙招

（1）有效经穴：①膀胱经：心俞、膈俞；②胆经：风池；③脾经：血海、三阴交；④督脉：大椎；⑤大肠经：曲池、合谷。

（2）经穴释义：心俞、膈俞清营解毒，凉血燥湿；风池、合谷疏风清热，清阳明火毒；大椎清诸阳经热邪；曲池、血海、三阴交养血和营，利湿止痒。

（3）照图刮拭顺序：①背部；②上臂外侧；③手背；④下肢内侧。

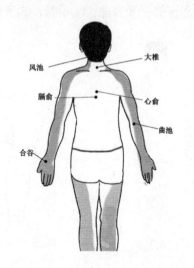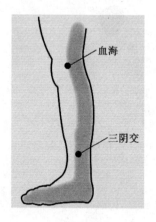

（二）小提示——用药务必遵医嘱

（1）不要随意用药。人免不了生病，但不是什么病都要用药，有些病不用药也可自愈，有些病通过体育锻炼、物理疗法等是可以治疗的。俗话说：是药三分毒，因此应尽量减少用药。

（2）不要根据广告吃药。有的药品广告突出疗效宣传而无暇顾及或有意回避不良反应。看广告吃药很难做到对症下药，甚至出现严重不良反应或药源性疾病。

八、神经性皮炎

一般认为系大脑皮层兴奋和抑制功能失调所致，是一种常见的以阵发性剧痒和皮肤苔藓样变为特征的慢性炎症性皮肤病。表现为成群粟粒至米粒大小，圆形、多角形或不规则形扁平丘疹，表面光滑淡褐色，皮纹加深，表面覆有糠秕状鳞屑，可局部出现也可泛发全身，易反复发作。

（一）刮痧小妙招

（1）有效经穴：①膀胱经：隔俞；②任脉：气海；③胆经：风池；④大肠经：

合谷；⑤胃经：足三里；⑥脾经：阴陵泉。

（2）经穴释义：膈俞理气活血；风池、合谷疏风和营；足三里、阴陵泉健脾胃，和营血，滋阴润燥。

（3）照图刮拭顺序：①背部；②腹部；③手臂背侧；④小腿前侧；⑤下肢内侧。

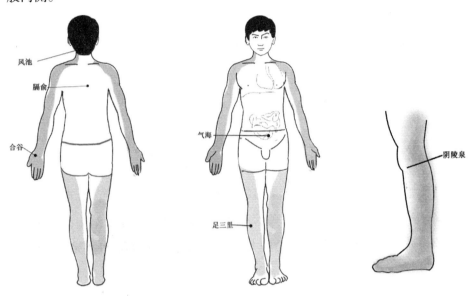

（二）小提示——情绪乐观助治疗

（1）保持乐观，防止感情过激，特别是注意避免情绪紧张、焦虑、激动，生活要有规律，注意劳逸结合。

（2）减少刺激，神经性皮炎反复迁延不愈、皮肤局部增厚粗糙的最重要原因是剧痒诱发的搔抓，所以患者要树立起这个病可以治好的信心，避免通过用力搔抓、摩擦及热水烫洗等方法来止痒。这是切断上述恶性循环的重要环节。

（3）调节饮食，限制酒类、辛辣饮食，保持大便通畅，积极治疗胃肠道病变。

九、单纯疱疹

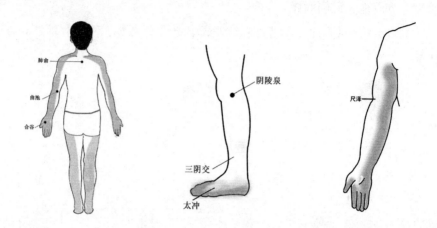

单纯疱疹由单纯疱疹病毒感染引起。表现为患处初感灼痒，数小时后出现红斑、水疱，粟粒至绿豆大小，破后露出糜烂面，数日后干燥结痂，留有暂时性色素沉着或浅瘢痕。附近淋巴结肿大，本病好发于唇缘口角、外生殖器等部位。

（一）刮痧小妙招

（1）有效经穴：①膀胱经：肺俞；②肺经：尺泽；③大肠经：曲池、合谷；④肝经：太冲；⑤脾经：阴陵泉、三阴交。

（2）经穴释义：肺俞、尺泽清宣肺热；曲池、合谷清上焦风热，泻火解毒；太冲清肝胆湿热；阴陵泉、三阴交泻下焦湿毒。

（3）照图刮拭顺序：①背部；②上肢外侧；③肘内侧；④小腿内侧；⑤足背。

（二）小提示——注重锻炼防复发

（1）由于病毒可以长期潜伏在局部神经节细胞内，当出现发热、受凉、曝晒、情绪激动、消化不良、劳累、月经或机械刺激等诱因导致免疫功能下降时，病毒就会不适应人体环境，而被再次激活、复制，沿着神经到达皮肤或黏膜"透透气"，导致复发，所以日常生活中注意避免以上诱因，能减少复发。

（2）有症状期间，避免亲密接触（如接吻等）。平时加强锻炼，放松心情，适寒温，避寒暑，忌食辛辣刺激食物。

十、脂溢性皮炎

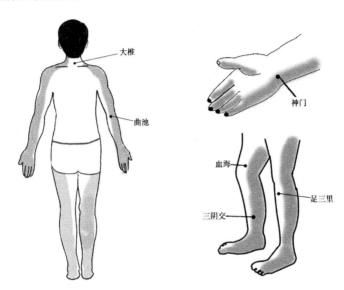

脂溢性皮炎指发于皮脂溢出部位的一种慢性炎症性皮肤病，可能与遗传、精神、神经障碍、内分泌失调、代谢障碍有关，或由皮脂分泌增多和化学成分的改变及卫生不良、汗液脂垢腐败分解刺激皮肤所致。表现为皮肤多油，皮脂腺口较大，头部、胃部、眼睑、耳后、胸骨前、腋窝、乳房上、脐部、外阴、肛门等处可见暗黄红丘疹斑块，边缘清楚，表面覆有油腻性鳞屑或痂皮，有臭味。

（一）刮痧小妙招

（1）有效经穴：①督脉：大椎；②大肠经：曲池；③胃经：足三里；④心经：神门；⑤脾经：三阴交、血海。

（2）经穴释义：大椎、曲池疏风清火；三阴交通调足三阴经而利湿热；神门安心神止痒；血海养血活血；足三里调脾胃。

（3）照图刮拭顺序：①颈部；②肘外侧；③腕掌侧；④小腿前侧；⑤下肢内侧。

（二）小提示——养成习惯远皮炎

（1）养成规律的生活习惯，睡眠要充足，劳逸结合，保持精神愉快，避免情绪激动或减少心理压力，以免皮损增加或恶化。

（2）每周洗头两次最为合适，洗头次数过勤，可使皮脂分泌过多，炎症加重。要避免用水过热，避免用力搔抓皮肤，少用含碱过多的肥皂及洗发露。

（3）避免精神过度紧张及局部搔抓，面部的护肤品以霜或露为好，避免用脂含量高的化妆品。

十一、带状疱疹

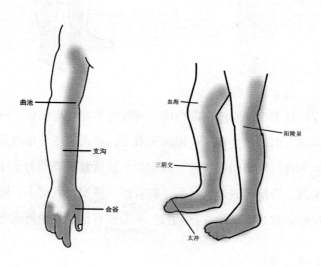

带状疱疹（串腰龙）是由水痘——带状疱疹病毒所致的以神经痛为特征的病毒性皮肤病。表现为患处出现簇集性粟粒大小的水疱，沿皮神经排列如带状，单侧分布，疼痛剧烈，附近淋巴结常肿大，皮损消退后可遗留顽固性神经痛。

（一）刮痧小妙招

（1）有效经穴：①大肠经：曲池、合谷；②三焦经：支沟；③脾经：血海、三阴交；④肝经：太冲；⑤胆经：阳陵泉。

（2）经穴释义：曲池、合谷祛风清热，通络止痛，用于发于上肢及胸部者；支沟配阳陵泉行气散瘀，有解胸胁神经痛之功；太冲平肝理血通络；三阴交、血海健脾化湿，清热和营，用于发于下肢者。

（3）照图刮拭顺序：①肘外侧；②小手臂背侧；③手背；④膝侧；⑤小腿内侧；⑥足背。

（二）小提示——患病及时去诊疗

（1）老年重症患者，尤其发生在头面部的带状疱疹，最好住院治疗，以防并发症的发生。

（2）预防继发细菌感染，不要摩擦患处，避免水疱破裂。

十二、冻疮

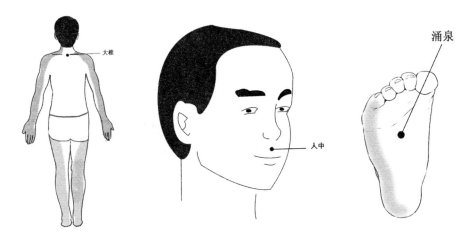

由于寒冷刺激皮肤血管收缩，造成局部皮肤缺血缺氧，代谢失常，久之血管麻痹、扩张、瘀血，大量血浆渗出，引起局部水肿，水疱形成，组织坏死。初起为局限性红斑，或青紫色肿块，触之冷冻，压之褪色，有痒感，受热后更剧，重者表面发生水疱、糜烂、溃疡，有痛感。

（一）刮痧小妙招

（1）有效经穴：①脉：大椎、人中；②肾经：涌泉、阿是穴。

（2）经穴释义：大椎为手足三阳与督脉之交会穴，宣通诸阳经气，配人中、涌泉开窍宁神、活血通络，阿是穴宣通局部气血，活血祛瘀。

（3）照图刮拭顺序：①颈部；②鼻唇沟；③足底。

（二）小提示——善用药品防冻疮

（1）可以经常涂抹护手霜，只要一沾水就涂抹，然后戴上手套保暖。

（2）冻疮刚刚开始时，每天晚上用电吹风边吹边揉，几天后就没有了。

（3）可用热盐水浸泡患处 15 分钟，连续 1 周。

（4）将患处洗净，取风油精少许涂搽患处，接着用手轻轻地揉搓，直至局部发热，每日 3 次，连续 3 周，适用于冻疮初起，局部红肿硬痛者，但冻疮破溃者不宜使用。

（5）每晚用热水洗患处后，取香蕉去皮，用香蕉肉擦涂皲裂处，涂擦后不要洗患处，每日 1~2 次，数天即愈。

第十一节　妇科

一、月经不调

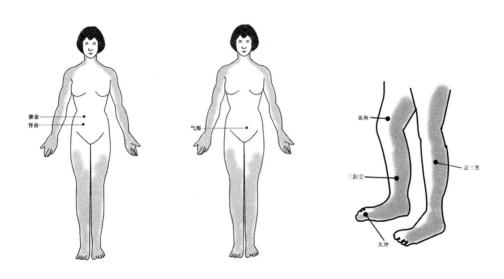

　　月经不调是指月经周期、经量、经色等发生改变，并伴有其他症状而言。常见的有月经先期、月经后期或先后不定期。

　　（一）刮痧小妙招

　　（1）有效经穴：①膀胱经：脾俞、肾俞；②胃经：足三里；③脾经：血海、三阴交；④肝经：太冲；⑤任脉：气海。

　　（2）经穴释义：气海通调一身元气，气为血帅，气充则能统血；脾胃为生血之本，脾俞、足三里扶助中焦而滋气血生化之源；太冲清肝热；血海、三阴交行气活血；肾俞固本培元。

　　（3）照图刮拭顺序：①背部；②腰部；③下腹部；④下肢内侧；⑤小腿前侧；⑥足背。

（二）小提示——注意保暖保健康

（1）经期要注意勿冒雨涉水，无论何时都要避免使小腹受寒。

（2）多吃含有铁和滋补性的食物，如：乌骨鸡、羊肉、鱼子、青虾、对虾、猪羊肾脏、淡菜、黑豆、海参、胡桃仁等滋补性的食物。

（3）生活要有规律，熬夜、过度劳累或日常生活不规律都会导致月经不调。

（4）日常多喝芦荟汁、小苏打水、苹果醋，对月经不调都会有缓解作用。

二、痛经

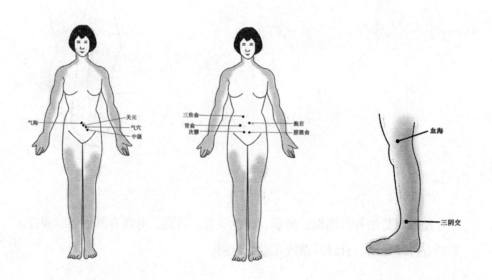

凡在经期前或在行经期间发生腹痛，痛引腰骶甚至昏厥或其他不适，以致影响生活和工作者称为痛经。原发性痛经指生殖器官无明显器质性病变，常发生在月经初潮或初潮后不久，多见于未婚未孕妇女，往往经生育后自行缓解或消失。继发性痛经指生殖器官有器质性病变。在此主要针对原发性痛经。

（一）刮痧小妙招

（1）有效经穴：①任脉：气海、关元、中极；②肾经：气穴；③脾经：血海、三阴交；④膀胱经：肾俞、次髎、胞肓、膀胱俞、三焦俞。

（2）经穴释义：中极、关元、气海通调冲任脉气；肾俞、胞肓、膀胱俞、三焦俞固本培元，补益肾气；次髎为治疗痛经之经验有效穴；血海、三阴交行血活血，通经止痛；气穴温壮肾阳。

（3）照图刮拭顺序：①下腹部；②腰骶部；③膝内侧；④小腿内侧。

（二）小提示——刮痧效果有时机

（1）刮痧治疗要在每次月经来潮前3—5天，这样效果会更好。

（2）注意饮食，饮食宜以清淡易消化为主，不宜吃得过饱；特别是年轻的女性，不要贪食生冷寒凉、酸涩和刺激性的食物。

（3）日常生活中注意保暖，不要因为"风度"而忽略温度。

三、闭经

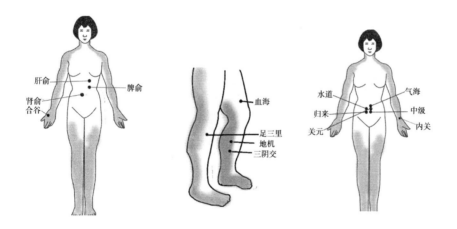

凡年过18岁月经尚未来潮者称为原发性闭经，凡以往已有过正常月经，现月经连续3个月以上不来潮者称为继发性闭经，妊娠期、绝经期后月经不来潮称为生理性闭经。在此主要是针对继发性闭经。

（一）刮痧小妙招

（1）有效经穴：①胃经：水道、归来、足三里；②膀胱经：肝俞、脾俞、肾俞；③脾经：血海、地机、三阴交；④大肠经：合谷；⑤任脉：中极、关元、气海；⑥心包经：内关；⑦肝经：太冲。

（2）经穴释义：肝俞、脾俞、肾俞、足三里调理脾胃，补益肾气；中极、关元、气海调理冲任而疏调下焦；血海、太冲通调肝脾，行瘀化滞；合谷、三阴交、内关可使气血下行而达通经的目的；水道、归来利水调经。

（3）照图刮拭顺序：①腰部；②下腹部；③小手臂掌侧；④手背；⑤下肢内侧；⑥小腿前侧；⑦足背。

（二）小提示——注重食疗治闭经

推荐服用桃仁牛血汤：桃仁 12 克，已凝固的鲜牛血 200 克，食盐少许。

烹饪方法：将牛血切成块，与桃仁加清水适量煲汤，食时加食盐少许调味。

本汤具有破瘀行血、理血通经、美肤益颜的功效，适用于闭经、血燥、便秘等症。

四、经行头痛

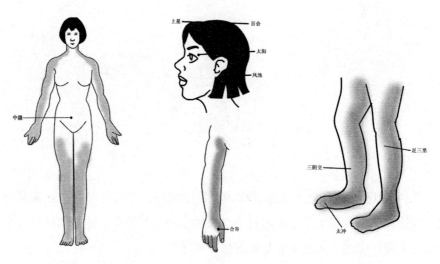

经前或经期头痛、头晕、神疲、心悸、少寐、乏力。

（一）刮痧小妙招

（1）有效经穴：①督脉：百会、上星；②任脉：中极；③胃经：足三里；

④胆经：风池；⑤大肠经：合谷；⑥脾经：三阴交；⑦肝经：太冲；⑧经外奇穴：太阳。

（2）经穴释义：百会、上星、风池、太阳疏通头部各经脉之气；太冲、合谷为远治配穴以泻其热；中极生发元气；足三里、三阴交益气行血以治其本。

（3）照图刮拭顺序：①头顶；②前发际；③面部；④后发际；⑤下腹部；⑥手背；⑦小腿前侧；⑧小腿内侧；⑨足背。

（二）小提示——头痛治疗重方法

（1）配合足部按摩等手段，可提高疗效，缩短疗程。

（2）保持心情舒畅，避免忧思郁怒，肝气上逆。

（3）经期不适宜过度劳累和剧烈运动，以免伤脾气。

五、经行乳房胀痛

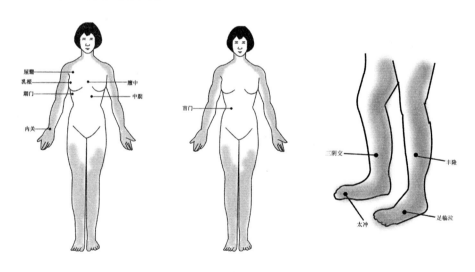

经前或经期中，出现乳房发胀作痛，甚或乳头疼痛，触衣加剧。

（一）刮痧小妙招

（1）有效经穴：胃经：屋翳、乳根、丰隆；任脉：膻中、中脘；肝经：期门、太冲；心包经：内关；膀胱经：肓门；脾经：三阴交；胆经：足临泣。

（2）经穴释义：乳房为阳明经所过，屋翳、乳根可疏通阳明经气；配膻中、中脘以通调冲任气机；肓门为治乳疾之主穴；乳头为肝经所主，期门、太冲疏通肝经之气；丰隆清热化痰通络；足临泣调经理气。

（3）照图刮拭顺序：①胸、腹部；②腰部；③小手臂掌侧；④小腿外侧；⑤小腿内侧；⑥足背。

（二）小提示——避免凉冷可护经

（1）经前及经期注意保暖，经期身体抵抗能力差，应尽量避免受寒、淋雨、接触凉水等，以防血为寒湿所凝，导致月经病的发生。

（2）经期不宜过食寒凉冰冷之物，以免经脉壅涩，血行受阻。

（3）经期特别要注意情绪稳定、心境平和。

六、经行浮肿

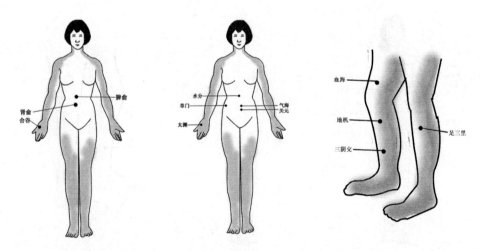

每逢经期或经行前后，出现面肢肿胀，按之没指，凹而不起或肢体肿胀，按之随手而起。有脾虚、阳虚、气滞血瘀之不同。

（一）刮痧小妙招

（1）有效经穴：①任经：水分、气海、关元；②膀胱经：脾俞、肾俞；③脾经：血海、地机、三阴交；④大肠经：合谷；⑤肝经：章门；⑥胃经：足三里；⑦肺经：太渊。

（2）经穴释义：脾俞、肾俞温肾健脾；水分、气海、足三里、三阴交温阳理气，化气行水；章门疏肝理气；太渊、血海、三阴交通脉祛瘀，养血调经。

（3）照图刮拭顺序：①背部；②腹部；③手腕掌侧；④手背；⑤下肢内侧；⑥小腿前侧。

（二）小提示——针灸药物同发力

（1）要保证足够的休息和睡眠，保持规律而适度的锻炼。

（2）疼痛不能忍受时可辅以药物治疗。

七、经行眩晕

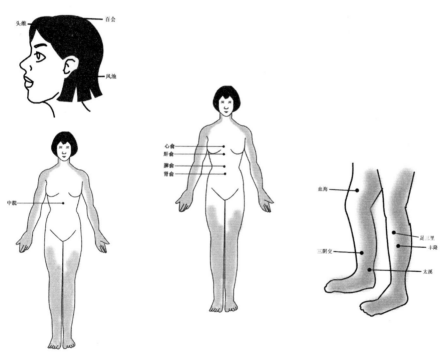

经行眩晕指头目眩晕，视物昏花，每伴随月经周期出现，过时则止。多由阴血亏虚、脾虚痰盛所致。

（一）刮痧小妙招

（1）有效经穴：①督脉：百会；②膀胱经：心俞、肝俞、脾俞、肾俞；③任脉：

中脘；④胃经：头维、足三里、丰隆；⑤胆经：风池；⑥脾经：血海、三阴交；⑦肾经：太溪。

（2）经穴释义：心俞、肝俞、足三里、三阴交、百会补养心脾，和血调经；肝俞、肾俞、太溪、血海、三阴交滋阴清热，潜阳镇逆；脾俞、中脘、风池、头维、丰隆温补脾阳，消痰化湿。

（3）照图刮拭顺序：①头顶；②前发际；③后发际；④腹部；⑤背、腰部；⑥下肢内侧；⑦小腿前、外侧；⑧足内踝后侧。

（二）小提示——分清病灶治经眩

（1）气血两虚证：经期或经后头晕目眩，神疲气短，心悸失眠，食欲不振，舌淡苔薄，脉细无力，也可加入白芍、首乌、枸杞子等药材熬汤。

（2）阴虚阳亢证：经期或经行前后头晕目眩，烦躁失眠，耳鸣，面部红热，口干咽燥，舌质红少苔，脉弦细数，可加入女贞子、旱莲草、生牡蛎等熬汤。

（3）脾虚痰湿证：经行眩晕，头重如蒙，泛恶呕吐痰沫，胸闷食少，嗜卧懒言，神疲乏力，或面目浮肿，舌淡胖，苔白腻，可加入半夏、白术、天麻汤熬汤。

八、盆腔炎

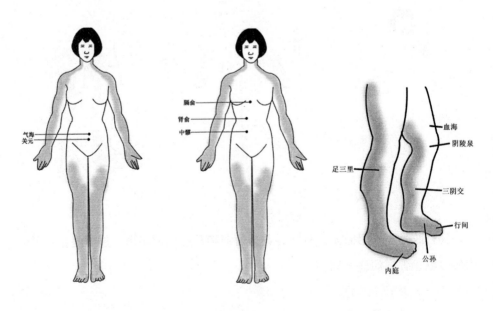

盆腔炎是盆腔生殖器官及周围结缔组织、盆腔腹膜发生的炎症。急性期表现为高热寒战，下腹疼痛，白带增多，呈脓性，有臭味，泌尿道受压或受刺激症状及腹泻或便秘。慢性期表现为下腹隐痛及下坠，腰骶疼痛，经前或经期加重，白带增多、精神不振、低热、不孕。

（一）刮痧小妙招

（1）有效经穴：①脾经：血海、三阴交、公孙、阴陵泉；②膀胱经：膈俞、中髎、肾俞；③胃经：足三里、内庭；④肝经：行间；⑤任脉：气海、关元。

（2）经穴释义：气海、关元调理冲任，行气活血；中髎、肾俞配三阴交健脾固肾，治赤白带下；膈俞、血海调经祛瘀；脾经诸穴健脾利湿，配行间清泻邪热，热去湿除，冲任调和；足三里、内庭活血化瘀，清热利湿。

（3）照图刮拭顺序：①背部；②骶部；③腹部；④下肢内侧；⑤小腿前侧；⑥足背。

（二）小提示——注重卫生防炎症

（1）可配合按摩等其他方法，以增强疗效。

（2）经期进行性行为，使用不洁的月经垫、盆浴等，均可使病原体侵入而引起炎症。此外，不注意性卫生保健、疏于进行阴道冲洗者，盆腔炎的发生率高。

（3）要增强治疗的信心，增加营养，锻炼身体，注意劳逸结合，提高机体抵抗力，避免再次感染或者感染范围扩散。

九、子宫肌瘤

子宫肌瘤是子宫平滑肌细胞增生面引起的子宫良性肿瘤。表现为月经过多和继发贫血，但不少患者可无明显自觉症状，肌瘤因其生长的部位和瘤体的大小，可出现小腹疼痛或坠痛，受孕后流产机会增多；压迫膀胱和直肠，引起尿潴留和便秘。

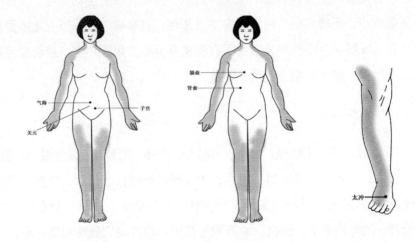

（一）刮痧小妙招

（1）有效经穴：①任脉：关元、气海；②肝经：太冲；③膀胱经：膈俞、肾俞；④经外奇穴：子宫。

（2）经穴释义：关元为任脉与足三阴之交会穴，与气海共有通调冲任、疏理气血之效，是为要穴；膈俞为八会穴之血会，重在活血化瘀；肾俞补肾益气；子宫为经外奇穴，为治肌瘤之经验穴；太冲疏肝理气。

（3）照图刮拭顺序：①背部；②腰部；③下腹部；④足背。

（二）小提示——营养均衡最重要

（1）过度劳累或心情差都会增加子宫肌瘤的发生率，女性朋友们要保持良好的心态，注意解压和放松，尤其是在经期的时候多加休息，并且保持好心情。

（2）营养均衡才能够保证健康的体魄，对于女性而言，应该多摄入高蛋白食物，在经期的时候需要多摄食含铁量高的食物。

（3）细菌感染也会促使子宫肌瘤的发生，日常生活中要注意阴部卫生，勤换内裤。

十、产后便秘

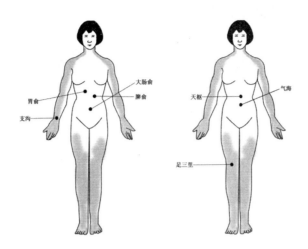

产后由于卧床较多,腹肌、盆底肌肉松弛,肠蠕动减弱,往往发生大便困难。

(一)刮痧小妙招

(1)有效经穴:①膀胱经:脾俞、肾俞、大肠俞;②任脉:气海;③胃经:天枢、足三里;④三焦经:支沟。

(2)经穴释义:脾俞、肾俞健脾补肾,益气生血;大肠俞调理肠胃,益气通便;气海配支沟、足三里;大肠俞通腑散结。

(3)照图刮拭顺序:①背部;②腹部;③手臂外侧;④小腿前侧。

(二)小提示——尽早运动助大便

(1)尽早下床活动,一般产妇自然分娩6-8小时后可坐起进行一些翻身活动,产妇第2天可以下地在室内来回走动,以不疲劳为宜。

(2)在床上做产后体操,做缩肛运动,锻炼骨盆底部肌肉,促使肛门部血液回流。

(3)多喝汤水好处多,下奶的汤水一般都含有一定量的油分,可以起到润滑肠道、促进排便的作用。

(4)大便已秘结且无法排出体外时,可使用开塞露,待大便软化后就可以排出。

十一、乳汁不足 (缺乳)

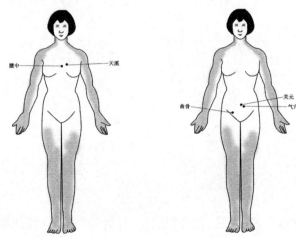

乳汁不足指产后乳汁分泌量少，不能满足婴儿的需要。多因产期出血过多、平素体弱、营养不良或情志失调。

（一）刮痧小妙招

（1）有效经穴：①任脉：膻中、关元、曲骨；②肾经：气穴；③小肠经：少泽；④脾经：天溪。

（2）经穴释义：膻中为气会之穴，理气机而通乳；关元、曲骨、气穴益肾补虚；天溪、少泽为通乳、促使乳汁分泌的经验穴。

（3）照图刮拭顺序：①乳房部；②下腹部；③手指。

（二）小提示——进食禁忌要记牢

（1）禁食麦芽糖及麦芽制品、花椒等食物，此类食物有回乳作用。禁食寒凉生冷食物，忌饮用冷饮，如冰汽水、冰淇淋、生黄瓜等，此类食物影响脾胃的消化吸收，使乳汁来源减少。

（2）鼓励产妇通过母乳喂养婴儿，使其对母乳喂养充满信心，情绪乐观，即使奶量少，也要坚持按需喂奶。

（3）饮食起居安排得当，不要过度劳累，睡眠应充足。产妇饮食要富有营养，多喝些鸡汤、排骨汤、鲫鱼汤或猪蹄汤。

十二、回乳

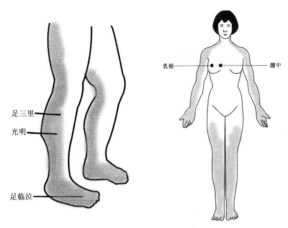

适用于体质虚弱或因病不能授乳或产后不欲哺乳或已到断乳之时需回乳者，亦可用于堕胎或中期妊娠引产术后需回乳者。

（一）刮痧小妙招

（1）有效经穴：①任脉：膻中；②胃经：乳根、足三里；③胆经：足临泣、光明。

（2）经穴释义：膻中、乳根调节局部经气；足临泣、光明为回乳之经验穴；配足三里引血下行。

（3）照图刮拭顺序：①胸部；②小腿前侧；③小腿外侧。

（二）小提示——注意饮食促回乳

（1）加长喂奶间隔时间，即逐渐加长每次给宝宝喂奶的间隔时间，让宝宝慢慢适应，也让乳房适应，慢慢减少乳汁的分泌，对回奶很有帮助。

（2）减少高蛋白质的摄入，少进汤汁及下奶的食物，不要吃鱼肉、羊肉等含有丰富蛋白质的食物，少喝鸡汤、鱼汤等发奶食物，可适当多吃韭菜、山楂等。

（3）断奶后要穿合身或稍紧一点的文胸，除了能抑制乳汁的分泌外，还能减轻乳房胀痛。

十三、更年期综合征

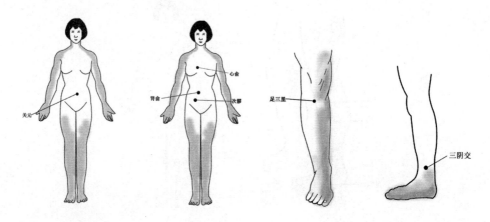

更年期妇女因卵巢功能衰退直至消失，引起内分泌失调和植物神经紊乱的症状。表现为月经不规则或闭经，潮热汗出，心悸，抑郁，易激动与失眠，血压波动，皮肤麻木，蚁行感。第二性征可有不同程度的退化。

（一）刮痧小妙招

（1）有效经穴：①任脉：关元；②膀胱经：心俞、肾俞、次髎；③胃经：足三里；④脾经：三阴交。

（2）经穴释义：心俞、肾俞滋补肾阴，平肝潜阳，交通心肾，镇惊安神；配关元调补阴阳；足三里健脾益气，安神定志；次髎、三阴交调经理血。

（3）照图刮拭顺序：①腰骶部；②下腹部；③小腿前侧；④小腿内侧。

（二）小提示——进食禁忌要记牢

（1）多吃一些含蛋白质和糖类丰富的食物。例如：牛奶、豆浆、蛋类、肉类等。多饮水，多吃新鲜的水果和蔬菜。

（2）禁食发物，如：鱼类、虾、蟹、鸡头、羊肉等食物。

第十二节　儿科

一、惊厥（急惊风）

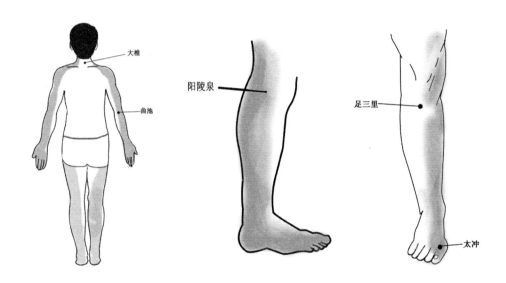

惊厥是脑功能暂时紊乱，导致神经元异常放电的疾患。临床表现突然意识丧失，全身痉挛抽搐，部分患者可呈强直性或局限性的抽搐。重者反复发作或呈持续状态，常因缺氧而致不可逆脑损伤。

（一）刮痧小妙招

（1）有效经穴：①督脉：大椎；②胃经：足三里；③大肠经：曲池；④肝经：太冲；⑤胆经：阳陵泉。

（2）经穴释义：大椎为诸阳之会，可清泻热邪；太冲可平肝熄风；阳陵泉可舒筋止痉；足三里补中健胃。

（3）照图刮拭顺序：①颈椎下部；②肘外侧；③小腿外侧；④小腿前侧；⑤足背。

（二）小提示——高度重视防惊厥

（1）正确放置患者。将抽风患者放床上，侧卧可防止呕吐物吸入气管，解开领口，松开裤带。一定不能胡乱搬动患者，要安排专人守护。

（2）防舌咬伤。抽风时牙关紧闭，为防止患者咬伤舌头，可在上、下牙齿之间放一布垫，也可用压舌板外包纱布，牙紧闭时不要硬撬。

（3）保持呼吸道通畅。患者抽搐时不会咳嗽，不会吞咽，所以一定要呈侧卧位使嘴里痰或分泌物自行流出。

（4）注意呼吸。一般不论面色是否有青紫皆应予以氧气吸入，以保护脑组织，勿使发生缺氧脑病。

二、小儿癫痫

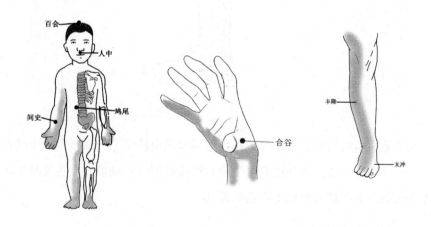

小儿癫痫是一种病因复杂的神经系统综合征。此症是由于脑部神经元产生过度放电引起阵发性、暂时性脑功能失调。临床上表现慢性反复发作的意识障碍和肌肉抽搐，也可表现为感觉、情感、行为和植物神经功能的异常。

（一）刮痧小妙招

（1）有效经穴：①胃经：丰隆；②心包经：间使；③任脉：鸠尾；④肝经：太冲；⑤大肠经：合谷；⑥督脉：人中、百会。

（2）经穴释义：百会、人中以清热开窍而醒脑；间使疏通心包经气，以开窍醒脑；鸠尾为任脉之络穴，调节全身诸阴经经气；合谷配丰隆清热化痰，熄风定痫；太冲疏肝泻火除烦。

（3）照图刮拭顺序：①头顶；②头面部；③上腹部；④上肢内侧；⑤上肢外侧；⑥下肢内侧。

（二）小提示——癫痫避免出意外

（1）预防各种意外事故，减少脑外伤，脑外伤患者可常规服用抗癫痫药物，以预防癫痫病发生。

（2）注意预防脑炎、脑膜炎，急性期积极治疗，预防后遗症。

（3）加强孕妇保健，妊娠期间的孕妇要避免感染、酗酒、吸烟，以确保胎儿发育完好。

（4）已经患有癫痫病的患者一定要树立信心，积极治疗，减少和阻止癫痫病症状发作，同时要避免诱发因素，如饮酒、疲劳、暴饮暴食等。

三、小儿支气管炎

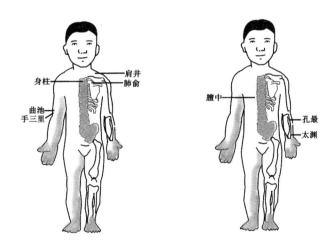

小儿肺炎常见于婴幼儿，病情危重，病死率高。常于冬、春季节及气候骤变或有流感流行时发生。临床表现体温呈稽留热或不规则热型，咳嗽呈频发的连续性阵咳，呼吸困难喘憋，鼻翼翕动，唇周发绀。

（一）刮痧小妙招

（1）有效经穴：①督脉：身柱；②膀胱经：肺俞；③胆经：肩井；④大肠经：曲池、手三里；⑤任脉：膻中；⑥肺经：孔最、太渊；⑦胃经：丰隆。

（2）经穴释义：肺俞能加强宣肺解表的作用，使肺气通调，清肃有权；身柱可通阳解表而散热邪；曲池以疏风清热；太渊调理肺气；丰隆和胃化浊，使气行津布而痰湿自化，肺脏则安；膻中顺气化痰。

（3）照图刮拭顺序：①脊背部；②肩上；③肘外侧；④小手臂背侧；⑤小手臂掌侧；⑥前胸；⑦小腿前侧。

（二）小提示——净化环境防炎症

（1）季节变化最容易导致小儿生病，尤其对于小儿支气管炎预防来说，一定要加强身体锻炼，多带小儿进行户外活动等也是极好的。

（2）做好孩子的个人卫生清洁，减少细菌感染。

（3）保持室内空气清新，避免细菌滋生。尽量少带小儿去室外人流拥挤的场所，以避免交叉感染引起支气管炎。

四、吐乳

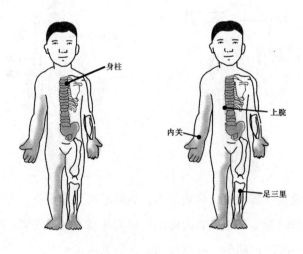

吐乳是小儿常见症状。临床表现为吐物酸臭，多含乳片和不消化食物，厌食，脘腹胀满或疼痛，大便秘结或溏泻。

（一）刮痧小妙招

（1）有效经穴：①督脉：身柱；②心包经：内关；③任脉：上脘；④胃经：足三里。

（2）经穴释义：足三里为胃经之合穴，可健脾和胃；上脘通降胃气；内关为心包经穴，又与阴维脉相通，阴维脉主一身之里，故有宣通上、中二焦气机的作用。

（3）照图刮拭顺序：①脊椎部；②上腹部；③小手臂掌侧；④小腿前侧。

（二）小提示——谨慎小心防吐乳

（1）先换尿布后喂奶，同时按摩、抚触、洗澡等都应安排在喂奶前，以防喂奶后过多翻动引起宝贝溢奶。

（2）注意婴儿吃奶的口型，注意将整个乳头和大部分乳晕都塞入婴儿的口中，而不是仅仅将乳头塞入，否则婴儿吃奶时容易吸入空气，造成吐奶。

（3）喂奶后不要急于把婴儿放下，可以将婴儿竖直抱起，趴在妈妈肩头，用手轻拍其背部让宝宝打嗝。

（4）婴儿在吃饱后，睡姿以右侧卧位为宜，因右侧卧位时胃的贲门口位置较高，幽门口的位置在下方，乳汁较易通过胃的幽门进入小肠，可防止吐奶。

五、厌食 (小儿伤食)

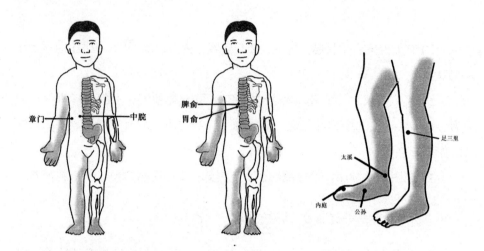

厌食指小儿排除其他急慢性疾病的较长时期的食欲不振或减退，甚至拒食的一种病症。长期厌食的小儿可发生营养不良，体重减轻，抗病力下降，甚至影响生长发育和智力。临床表现为以厌食为主，食欲减退，食量减少，大便或干或稀，精神尚可。严重拒食者，面色萎黄，消瘦疲乏等。

（一）刮痧小妙招

（1）有效经穴：①膀胱经：胃俞、脾俞；②任脉：中脘；③脾经：公孙；④胃经：内庭、足三里；⑤肝经：章门；⑥肾经：太溪。

（2）经穴释义：脾俞、章门健脾和胃；足三里、中脘醒脾开胃；内庭是足阳明胃经的荥穴，凡与胃肠有关的疾病皆可选用。

（3）照图刮拭顺序：①背部；②腹部；③侧腹；④小腿前侧；⑤足内踝；⑥足背。

（二）小提示——克服厌食快发育

（1）以少吃多餐为主，定时定量饮食，养成良好的饮食习惯，才有利于预防厌食或者消化不良等疾病的发生。

（2）小儿吃饭时注意避免过多地进行语言交流，不能让小儿边看电视边吃饭，更不能强迫小儿吃饭，这样容易加重小儿厌食症状。

（3）如果小儿是由疾病引起的厌食，要及时到医院查明病因，因为小儿长时间厌食，会影响其肠胃吸收，影响整体发育。

六、小儿营养不良

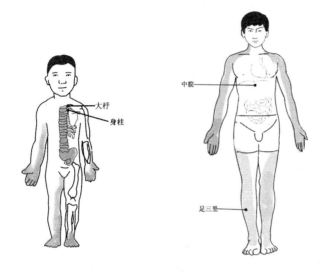

营养不良是由于摄食不足或食物不能充分吸收利用，以致能量缺乏，不能维持正常代谢，迫使机体消耗自身组织，出现体重不增或减轻，生长发育停滞，脂肪逐渐消失，肌肉萎缩。临床表现为食欲减退，体重减轻，面黄肌瘦，遍身骨露，羸瘦如柴等症。

（一）刮痧小妙招

（1）有效经穴：①督脉：身柱；②膀胱经：大杼；③任脉：中脘；④胃经：足三里。

（2）经穴释义：中脘、足三里醒脾开胃，消谷开源；大杼宣通肺气，促进大肠转化功能。

（3）照图刮拭顺序：①脊背部；②腹部；③小腿前侧。

（二）小提示——增进食欲快成长

（1）饮食调节是治疗营养不良的基本措施，轻度营养不良以调节饮食为主，给予高蛋白、高热量饮食，以小儿吃饱为度。中、重度营养不良需遵循序渐进的方法，热能由低度开始，逐渐增加饮食。

（2）对引起营养不良的原发病进行治疗，及时纠正并发症。可采用中药、针刺、捏积、推拿、口服助消化药品，千方百计地提高患者的消化能力，增进食欲。

七、小儿疝气

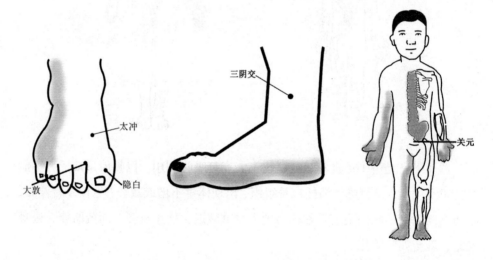

小儿疝气是小儿啼哭、咳嗽过于用力，腹压增大，肠曲突入阴囊或腹股沟所引起囊肿性膨大。常伴有少腹或满腹疼痛、嗳气、呕吐等。

（一）刮痧小妙招

（1）有效经穴：①肝经：大敦、太冲；②任脉：关元；③脾经：隐白、三阴交。

（2）经穴释义：大敦肝经井穴，可祛阴经之湿邪；太冲为肝经要穴，可祛寒邪；关元温通经脉化湿；三阴交能行气，而缓解少腹之疼痛；隐白有益气健脾之效。

（3）照图刮拭顺序：①下腹部；②小腿内侧；③足背；④足大趾内侧。

（二）小提示——避免常哭防疝气

（1）年轻的妈妈照顾小儿时，如听到小儿大声哭泣，要注意安抚，不要让其长时间哭闹。

（2）每天注意保暖，预防感冒，提高身体免疫力。

八、小儿遗尿

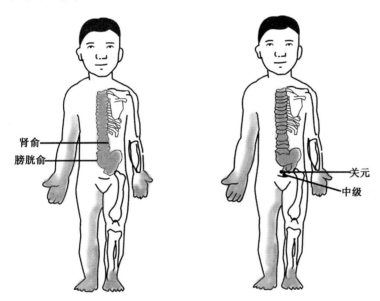

遗尿是指3足岁以上的小儿在睡眠中小便自遗，醒后方觉的一种病症。临床表现为不能自主控制地排尿，但不同于滴沥，常发生在上半夜熟睡中，轻者数夜一次，重者每夜1-2次或更多。遗尿的小儿，有的表现敏感，精神紧张，日间尿频，有的白天顽皮，夜间不易喊醒。

（一）刮痧小妙招

（1）有效经穴：①膀胱经：肾俞、膀胱俞；②任脉：中极、关元。

（2）经穴释义：关元是足三阴及任脉的交会穴，为人的元气之根，又是三焦之气所出的穴位，肾元充固；膀胱气化有力，则约束有权，故为治遗尿的重要俞穴；肾俞补肾培元；中极、膀胱俞能摄下固脬。

（3）照图刮拭顺序：①腰骶部；②下腹部。

（二）小提示——重在锻炼免遗尿

（1）鼓励小儿在每次排尿期间中断排尿，自己从一数到十，然后再把尿排尽，这样能训练并提高其膀胱括约肌控制排尿的能力。

（2）白天让小儿多饮水，当有尿意时，让他忍住尿，但每次忍尿不超过20分钟，每天训练1—2次，从而使膀胱扩张，增加容量，减少夜间排尿的次数。

（3）在晚间经常尿床的时间，提前半小时用闹钟结合人为将其叫醒，让其在室内来回走动，或者用冷水洗脸，使其在神志清醒状态下把尿排尽，有助于建立小儿排尿的条件反射。

九、小儿尿路感染（脓尿症）

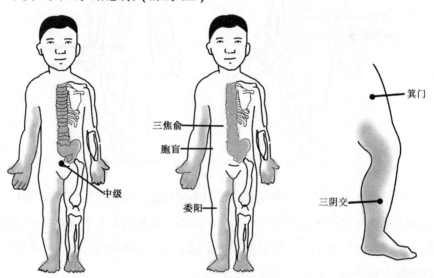

尿路感染是小儿常见的一种尿道疾病，是由致病菌引起的泌尿系统炎症。临床上以小便频急而痛为主要特征。轻者一昼夜小便十余次，重者可达数十次。急性患者，小便频急短赤，部分患者可伴有尿痛，尿道灼热而红，恶寒发热等症。幼小患者可见壮热面黄，呕吐，烦躁，甚或惊厥。

（一）刮痧小妙招

（1）有效经穴：①膀胱经：胞肓、三焦俞、委阳；②任脉：中极；③脾经：箕门、三阴交。

（2）经穴释义：委阳清利下焦湿热；三阴交为足三阴经交会穴，可使脾胃健运，以复其输布津液、生津化血之功能；中极可加强利水通淋的作用；三焦俞通调三焦气机；箕门利水通淋。

（3）照图刮拭顺序：①背部；②下腹部；③下肢内侧；④膝后窝。

（二）小提示——尿路感染要重视

（1）腹泻时恰当进行补液，但补液一定要在医生指导下合理进行，既要避免身体脱水，又要避免补液过度引起水肿。

（2）不明原因的发烧应及早去就医，可减少对小儿生长发育的影响。

十、小儿发热

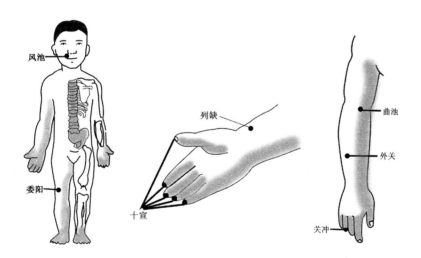

小儿发热指体温超过 37.5 摄氏度的儿科常见病症。由于小儿在病理上"易虚易实易寒易热"，故发热的病变较多，病情亦复杂。临床表现恶寒发热、头痛鼻塞、咽痛口渴、咳痰稠黏、烦躁甚至神昏抽搐等。

（一）刮痧小妙招

（1）有效经穴：①胆经：风池；②三焦经：外关、关冲；③肺经：列缺；④大肠经：曲池；⑤膀胱经：委中；⑥经外奇穴：十宣。

（2）经穴释义：风池、外关宣肺解表；曲池、委中泻血中瘀热，清热解表；十宣解毒泻热。

（3）照图刮拭顺序：①后头；②上肢内侧；③上肢外侧；④指尖；⑤腘窝。

（二）小提示——运动疗法很关键

（1）小儿要经常参加户外活动，接受自然日光的沐浴，让小儿适应自然环境，这是预防疾病的重要措施。

（2）小儿平时的衣着要适中，不要过厚或过暖，稍一活动就会出汗，一着风就容易生病。

（3）平时要经常给小儿喝水，小儿出汗多，多喝水才能及时补充出汗所丧失的液体。此外，多喝水还能促进人体代谢，使代谢产物及时排出。

十一、百日咳

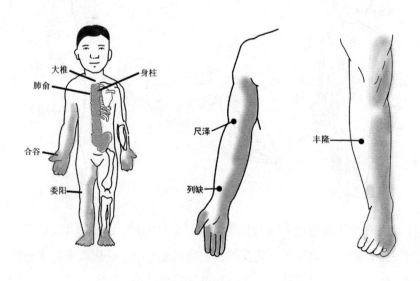

　　百日咳是由鲍特杆菌属的百日咳杆菌所引起的小儿常见急性呼吸道传染病。其临床特征为阵发性痉挛性咳嗽，咳后伴有鸡鸣样吸气吼声。病程可达2—3月之久，故称为百日咳。四季均可发生，以冬春季尤多。

（一）刮痧小妙招

　　（1）有效经穴：①督脉：大椎；身柱；②肺经：列缺、尺泽；③大肠经：合谷；④膀胱经：肺俞；⑤胃经：丰隆。

　　（2）经穴释义：大椎、肺俞宣肺化痰止咳；合谷、丰隆、尺泽清热泻肺，止咳化痰。

　　（3）照图刮拭顺序：①脊背部；②上肢内侧；③手背；④小腿前侧。

（二）小提示——谨遵医嘱服药物

　　（1）孩子患百日咳后要及早隔离，防止传播。

　　（2）常开窗通风换气，避免各种刺激，如烟气、劳累或精神刺激等。

　　（3）防止体力消耗，孩子剧烈咳嗽不但非常难受，而且会消耗体力，所以要一边止咳一边给宝宝补充饮食。

十二、少年类风湿性关节炎

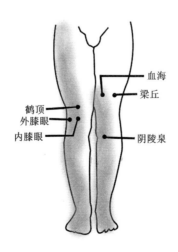

鹤顶
外膝眼
内膝眼
血海
梁丘
阴陵泉

少年类风湿性关节炎为小儿时期一种较为常见的结缔组织病。临床表现为发热，关节疼痛，躯干、四肢、颜面、手掌出现皮疹，伴有心肌炎、心包炎、肺炎、胸膜炎等。

（一）刮痧小妙招

（1）有效经穴：①经外奇穴：内外膝眼、鹤顶；②脾经：血海、阴陵泉；③胃经：梁丘、阿是穴。

（2）经穴释义：阴陵泉健脾益气，化湿通络；内外膝眼主治膝冷疼痛；梁丘、鹤顶疏通关节局部经络；阿是穴疏通痛点的局部经络；血海调气和血，濡养经脉。

（3）照图刮拭顺序：①关节部位；②关节周围。

（二）小提示——秋冬季节防风湿

（1）注饮食有节，起居有常，劳逸结合，特别是每天要保证充足的睡眠。

（2）避免风寒湿邪侵袭，防止受寒、淋雨和受潮，关节处要注意保暖，不穿湿衣、湿鞋、湿袜等。夏季暑热，不要贪凉受露、暴饮冷饮等。

（3）经常参加体育锻炼，根据自身爱好选择一两项运动，坚持锻炼身体。

第十三节　常见急症

一、晕厥

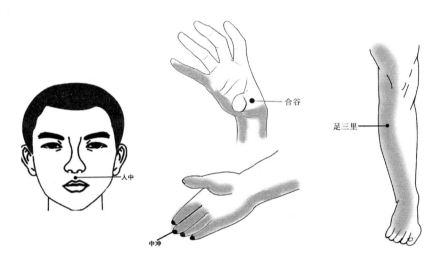

晕厥指大脑功能可逆性紊乱引起暂时意识丧失的状态。多为各种原因的脑供血不足，少数为脑功能所必需的代谢物质异常。临床表现为突然意识丧失，摔倒在地，片刻后即恢复如常。

（一）刮痧小妙招

（1）有效经穴：①督脉：人中；②大肠经：合谷；③胃经：足三里；④心包经：中冲。

（2）经穴释义：人中回阳救逆，醒神开窍；合谷开窍醒神镇静；足三里补中益气，调理气机；中冲为心包的井穴，纠正阴阳离决，调整阴阳平衡。

（3）照图刮拭顺序：①鼻柱下；②手背；③手掌中指尖端；④小腿前侧。

（二）小提示——运动适度防晕厥

（1）坚持科学系统的训练原则，避免发生过度疲劳、过度紧张等运动性疾病。参加长时间剧烈运动项目者必须要在专业教练的指导下进行。

（2）疾病恢复期和年龄较大者参加运动必须按照医生的运动处方进行。

（3）避免在夏季高温、高湿度或无风天气条件下进行长时间的训练和比赛。

（4）进行长时间运动要及时补充糖、盐和水分，不宜在闭气下进行长时间游泳，水下游泳运动应有安全监督措施。

二、虚脱

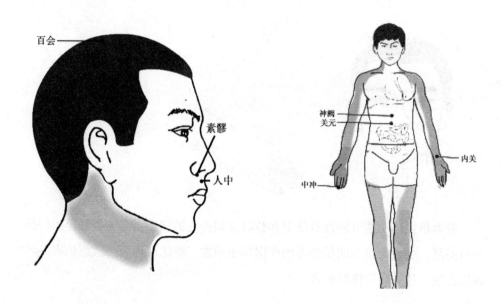

虚脱是以突然晕倒、不省人事、四肢冰冷为主要表现的一种病症。发作后常在短时间内逐渐苏醒，醒后无偏瘫、失语、口眼歪斜等后遗症。

（一）刮痧小妙招

（1）有效经穴：①督脉：素髎、人中、百会；②任脉：神阙、关元；③心包经：内关、中冲；④肾经：涌泉。

（2）经穴释义：素髎、人中、百会是督脉要穴，具有扶正调和气血、开窍醒神之功；神阙、关元、内关补气养心安神；涌泉为强壮穴，加强回阳救逆功效。

（3）照图刮拭顺序：①头顶；②鼻尖；③鼻柱下；④下腹部；⑤小手臂掌侧；⑥手掌中指尖端；⑦足底。

（二）小提示——虚脱急救重技巧

（1）对于虚脱患者，应该立即将其安置为平卧状态，并给予温茶水或者糖水饮用。

（2）对盐缺乏引起的虚脱，也可以通过补充盐水得到预防或缓解。长途旅行者应提前准备好充足的盐和开水。

三、休克

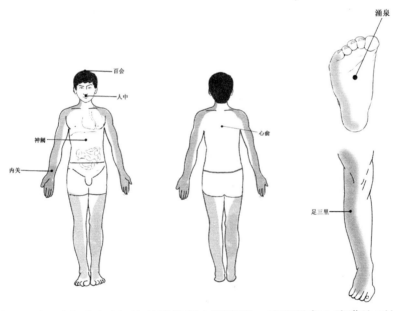

休克是由不同原因引起的以微循环血流障碍，重要器官血液灌注不足，组织缺氧导致代谢紊乱为特征的急性循环功能不全综合征，临床表现为血压下降、心率加快、脉搏微弱、皮肤苍白、四肢湿冷、表情淡漠等症状，如不及时抢救很快会危及生命。

（一）刮痧小妙招

（1）有效经穴：①督脉：人中、百会；②心包经：内关；③肾经：涌泉；

④任脉：神阙；⑤膀胱经：心俞；⑥胃经：足三里。

（2）经穴释义：督脉的人中、百会升阳提神，回阳救逆，是治休克首选穴位；神阙、足三里补气调理全身气机；涌泉乃肾经的井穴，有开窍醒神、交济心肾之功，也是休克必刮的穴位；心俞补心安神。

（3）照图刮拭顺序：①头顶；②鼻尖下；③背部；④腹部；⑤小手臂掌侧；⑥足底。

（二）小提示——及时就诊治休克

（1）遇患者休克时，应采取中凹卧位，即：把病人头胸部抬高20度—30度，下肢抬高15度—20度。

（2）要注意保持呼吸道通畅，如有家用输氧机，要及时用鼻导管输氧，流量一般为4—6升/分钟；如遇病人严重缺氧或病人脸色紫绀时，应增加至6—8升/分钟，或根据病情采用面罩或正压给氧。

四、昏迷

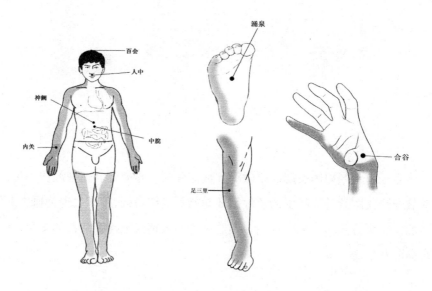

昏迷指意识清晰度极度降低，对外界刺激无反应，为病情危重信号，临床表现为意识丧失，运动、感觉和反射功能障碍，对外界的刺激无意识反应。

（一）刮痧小妙招

（1）有效经穴：①督脉：百会、人中；②任脉：神阙、关元；③大肠经：合谷；④胃经：足三里；⑤肾经：涌泉。

（2）经穴释义：百会、人中升阳提神，回阳救逆；任脉为阴脉之海，取神阙、关元有益气回阳之功；涌泉为肾经井穴，温通开窍，助阳气以布四肢；足三里加强补气升阳之效。

（3）照图刮拭顺序：①头顶；②鼻柱下；③下腹部；④手背；⑤小腿前侧；⑥足底。

（二）小提示——密切观察抓护理

（1）密切观察病情变化，包括昏迷过程、昏迷程度、体温、脉搏、呼吸及神经系统症状、体征等，观察有无偏瘫、颈强直及瞳孔变化等。

（2）注意营养及维持水、电解质平衡。

（3）避免坠床，不可强力按压肢体，以免骨折。

五、煤气中毒

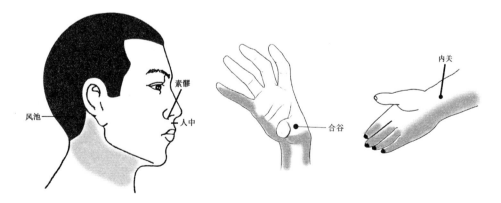

煤气中毒（又称一氧化碳中毒）是因连续吸入高浓度一氧化碳气体所致的一种急性中毒症状。临床表现为轻者头痛，眩晕，心悸，恶心，呕吐，四肢无

力，重者出现突然性昏倒，并发脑水肿及遗留后症状。

（一）刮痧小妙招

（1）有效经穴：①督脉：素髎、人中；②胆经：风池；③心包经：内关；④大肠经：合谷。

（2）经穴释义：人中属于督脉，能开窍醒脑、苏厥宁神；素髎升提血压，有回阳救逆之功；风池配合谷清泻阳明，通络开窍，醒神健脑；内关安神和胃止呕。

（3）照图刮拭顺序：①鼻尖；②鼻柱下；③后发际；④小手臂掌侧；⑤手背。

（二）小提示——煤气中毒可预防

（1）在安装炉子时同时要安装烟囱，并要检查炉子和烟囱有无漏气的地方，发现问题应及时解决。

（2）如用煤炉取暖要注意室内通风，睡前要将炉火熄灭或把炉子搬到室外去。

（3）使用天燃气炉子时，每次用后要关好开关，睡觉前检查有无漏气的情况。

（4）热水器应置于洗澡间外，洗澡时应开窗。

六、中暑

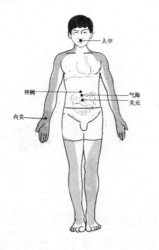
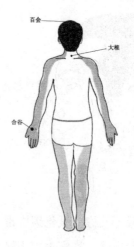

中暑是发生于高温环境中的一种急性疾病，在高温、高辐射热和风速较小的情况下，从事重体力劳动，如果防暑措施不好，就可能导致中暑。临床表现为高热、出汗、心慌、头晕，甚至神昏、抽搐等。

（一）刮痧小妙招

（1）有效经穴：①督脉：人中、百会、大椎；②任脉：气海、神阙、关元；③心包经：内关；④肠经：合谷。

（2）经穴释义：督脉的人中、百会、大椎可清热开窍醒脑；神阙、关元扶阳益气，回阳固脱；合谷疏通阳明，清泻暑热；内关是心包经络穴，有和胃降逆之功，可治胸闷恶心。

（3）照图刮拭顺序：①头顶；②鼻柱下；③颈后部；④腹部；⑤小手臂掌侧；⑥手背。

（二）小提示——避免中暑方法多

（1）保证充足睡眠养足精神，不仅晚上要睡好休息好，而且也要适当午睡一会，尽量避开高温环境，使大脑和身体的各系统都得到放松。

（2）适当饮水补充水分，不论运动量大小都要及时补充水分，千万不要等口渴时才饮水。

（3）对于暴露在烈日下的工作人员，由于汗液的大量排出，可以通过饮用盐开水或含有钾、镁等微量元素的运动型饮料补充盐分和矿物质。

（4）夏天应该选择质地轻薄、宽松和浅色的衣物（如白色、灰色等），并注意戴上宽檐帽、墨镜、遮阳伞等。

（5）驾车出行注意控制温度，比如高温时驾车出行应该注意车内温度，千万不要为了节省汽油而不开空调。离开停车场时要注意关照随行儿童，切勿将儿童或宠物留在车内。

七、晕车

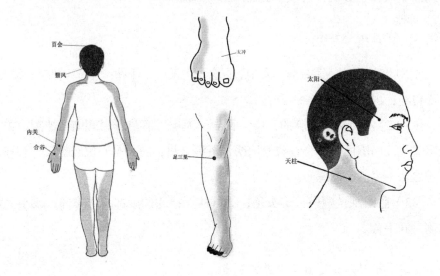

晕车症是晕动病其中的一种。晕动病是指汽车、轮船或飞机运动时所产生的颠簸、摇摆或旋转等任何形式的加速运动，刺激人体的前庭神经而发生的疾病。患者初时感觉上腹不适，继有恶心、面色苍白、出冷汗，旋即有眩晕、精神抑郁、唾液分泌增多和呕吐。由于运输工具不同，可分别称为晕车病、晕船病、晕机病。本症常在乘车数分钟至数小时后发生，一般在停止运行或减速后数十分钟和几小时内消失或减轻。

（一）刮痧小妙招

（1）有效经穴：①心包经：内关；②大肠经：合谷；③膀胱经：天柱；④督脉：百会；⑤胃经：足三里；⑥肝经：太冲；⑦手少阳三焦经：翳风；⑧经外奇穴：太阳。

（2）经穴释义：①内关：宁心安神、理气止痛；②合谷：肠经原穴，具有升清降浊，疏风散表，宣通气血之功；③天柱：主治目眩头痛；④百会：开窍醒脑、回阳固脱；⑤足三里：生发胃气、燥化脾湿；⑥太冲：燥湿生风，对头痛，眩晕有显著疗效；⑦翳风：益气补阳，主治口眼歪斜、牙关紧闭、齿痛、颊肿、耳鸣、耳聋等头面五官疾患；⑧太阳：经外奇穴，可解除疲劳、振奋精神、止痛醒脑，主治头痛、偏头痛、眼睛疲劳、牙痛等疾病。

（3）按图刮拭顺序：①头部；②下肢。

（二）小提示——晕动病症可预防

（1）乘车前忌过饱或过饥，也不要过度疲劳，保持充足的睡眠。

（2）上车后，可坐在汽车的前部，减轻震动对身体的刺激，打开车窗让空气流通顺畅，同时让头部仰靠在固定位置上，闭目养神，最好不要看车窗外的景物，以减轻头部震动和眼睛视物引起的头晕。

（3）平时应加强锻炼，增强体质，比如多做转头、原地旋转、翻滚等运动，或者玩荡秋千、海盗船这类的游戏，使身体适应轻微的震荡，晕车的情况就会逐渐减少。

第十四节 耳科

一、外耳道湿疹

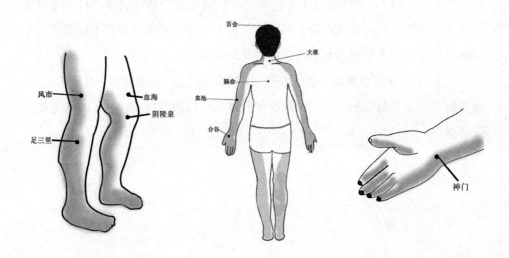

外耳道湿疹是指外耳皮肤出现变态反应，或发生自体敏感，或脓秘液、药物等刺激，出现灼热瘙痒，局部见有丘疹、水疱、红斑、糜烂、渗液、结痂、鳞屑等病变。

（一）刮痧小妙招

（1）有效经穴：①膀胱经：膈俞；②胆经：风市；③督脉：大椎、百会；④大肠经：曲池、合谷；⑤脾经：阴陵泉、血海；⑥心经：神门；⑦胃经：足三里。

（2）经穴释义：曲池、合谷、风市疏风止痒；大椎清热泻火；内关、神门宁心安神；足三里健脾化湿；阴陵泉、血海养血祛风止痒。

（3）照图刮拭顺序：①头部；②背部；③上肢外侧；④腕掌侧；⑤小腿前侧；⑥小腿内侧。

（二）小提示——清洁干爽好生活

（1）避免食用或接触变应原物质，及时治疗中耳炎及头部的湿疹，改掉挖耳等不良习惯。

（2）避免受热出汗，保持皮肤清洁干爽。

（3）小儿衣服要宽松、柔软，而且应尽量使用棉织品。

（4）如发现耳流黄色液体，及时到医院清洗、上药。

二、耳鸣

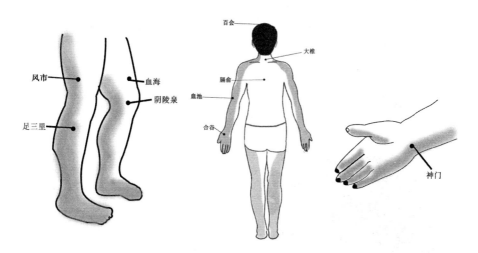

耳鸣是指耳内自觉有声，鸣响不止，或时发时止，甚至妨碍听觉的一种疾病，常见病因如药物中毒、急性传染病、嗓声损伤、颅脑外伤及老年性耳聋等。

（一）刮痧小妙招

（1）有效经穴：①小肠经：听宫；②三焦经：耳门、翳风、角孙、瘈脉；③心经：少海；④胆经：窍阴、听会；⑤肾经：太溪；⑥肝经：太冲。

（2）经穴释义：听宫、耳门、翳风、窍阴、听会、瘈脉可疏通手足少阳之经气以开其闭；太溪益肾养阴；少海清心安神；太冲清泻肝胆之火。

（3）照图刮拭顺序：①耳朵四周（以角刮拭）；②肘内侧；③足内踝后侧。

185

（二）小提示——远离烟酒防耳鸣

（1）烟酒对听力神经有毒害作用，尤其是香烟中的尼古丁进入血液能使小血管痉挛，血液循环缓慢，黏度增加，造成内耳供血不足，从而促发耳鸣。

（2）患者要多食含锌、铁、钙等微量元素丰富的食物，从而有助于扩张微血管，改善内耳的血液供应，防止听力减退。少食过甜味重的食物，防止动脉硬化产生内耳缺血。

（3）平时要多锻炼，合理的锻炼可促进全身的血液循环，加强内耳血液供应，延缓器官衰老。保持良好的心态，避免过度疲劳或精神紧张。

（4）用药之前应仔细阅读药品说明书或向医生、药师询问药物是否有耳毒性，否则药物将经过血液循环进入内耳，破坏内耳的新陈代谢，使毛细血管变性坏死。

三、耳聋

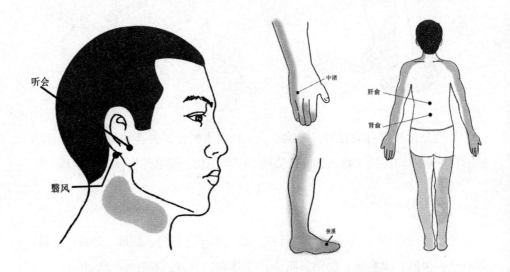

耳聋是指不同程度的听力下降，轻则耳失聪敏，听声不远或闻声不真，重则听力消失。

（一）刮痧小妙招

（1）有效经穴：①三焦经：翳风、中渚；②胆经：听会、侠溪；③膀胱经：肝俞、肾俞。

（2）经穴释义：翳风、听会清泻肝胆，疏通耳窍；中渚、侠溪疏导少阳经气；肝俞、肾俞滋补肝肾，育阴潜阳。

（3）照图刮拭顺序：①背部；②耳周；③手背；④足外侧。

（二）小提示——爱护耳朵很重要

（1）尽量避免到过于嘈杂的地方，如歌厅、迪厅。在高噪声的环境下工作要配戴适当的护耳罩或耳塞。

（2）使用耳机时不要把音量调得太大。

（3）耳垢是一种天然保护外耳道的分泌物，不需特别清理，每天只要清洗耳廓便可。不要认为棉花棒是最佳的洁耳工具，其实棉花棒只会将大部分耳垢推得更深入耳孔，形成嵌塞。

（4）洗头或沐浴时，可用棉花球塞耳，防止污水流入耳道。

第十五节　鼻科

一、过敏性鼻炎

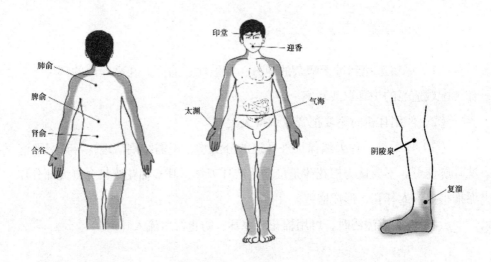

过敏性鼻炎为机体对某些过敏源敏感性增高而呈现以鼻腔黏膜病变为主的一种过敏性疾病。分长年发作和季节性发作两型。表现为发作性鼻痒、喷嚏、鼻流清涕、鼻塞、嗅觉暂减，发病突然，消失迅速，过后鼻复常态。

（一）刮痧小妙招

（1）有效经穴：①小肠经：听宫；②三焦经：耳门、翳风、角孙、瘛脉；③心经：少海；④胆经：窍阴、听会；⑤肾经：太溪；⑥肝经：太冲。

（2）经穴释义：印堂位在督脉而近鼻部，可通鼻窍而清邪热；肺俞宜肺益气，通鼻窍；脾俞、肾俞扶正通窍，补肾健脾；合谷、迎香为手阳明经穴，调阳明经气，清泻肺热，宜肺通鼻；太渊宣肺气，祛风邪；阴陵泉、复溜理脾清热，补肾祛湿；气海补虚固本。

（3）照图刮拭顺序：①面部；②背部；③腰部；④下腹部；⑤腕掌侧；⑥手背；⑦小腿内侧；⑧小腿后侧。

（二）小提示——鼻炎针灸效果好

（1）多接触大自然并进行规律的体育锻炼能抵抗过敏。

（2）健康饮食（多吃新鲜蔬菜和水果）能抵抗过敏，多食富含益生菌（酸奶）的食物能抵抗过敏。

（3）适当穴位按摩、鼻腔冲洗、热水泡脚或者冷热水交替洗脸也被认为是抗击过敏的有效措施。

二、急性鼻炎

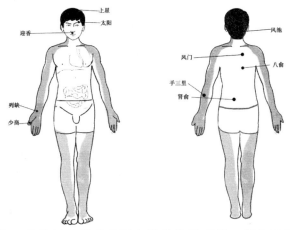

急性鼻炎是一种常见的鼻腔黏膜急性传染性疾病，其传染途径为呼吸道，也可经餐具接触传染。表现为初期鼻干、鼻痒、打喷嚏，伴全身不适，渐有鼻塞，流大量清水样鼻涕，嗅觉减退，以后渐转为黏脓性鼻涕。

（一）刮痧小妙招

（1）有效经穴：①大肠经：迎香、曲池、合谷；②胆经：风池；③督脉：上星、大椎；④膀胱经：风门；⑤经外奇穴：太阳；⑥肺经：列缺、少商。

（2）经穴释义：迎香清泻肺热，宜通鼻窍；鼻为手阳明经与督脉循行的部位，曲池、合谷、大椎、上星均有宣肺通鼻之效；风池、风门祛风解表；列缺、少商清肺清热；太阳清脑开窍。

（3）照图刮拭顺序：①前发际；②面部；③后发际；④脊背部；⑤对外侧；⑥小手臂掌侧；⑦手背。

（二）小提示——以防为主祛鼻炎

（1）加强体育锻炼，积极参加体育活动。

（2）每遇气候变化，及时增减衣服。

（3）尽量避免出入人群密集的场所，并注意戴口罩。

三、慢性鼻炎

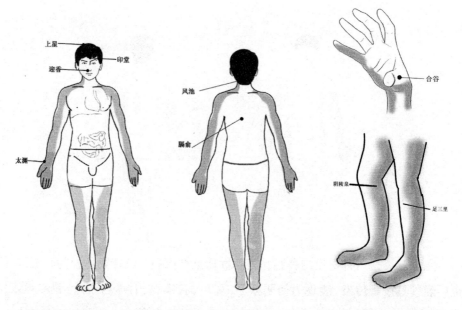

慢性鼻炎是一种常见的鼻腔黏膜下层的慢性炎症，包括单纯性与肥厚性两种。表现为鼻塞，流黏性鼻涕，嗅觉减退，头痛头昏，咽喉不适，多痰。

（一）刮痧小妙招

（1）有效经穴：①大肠经：迎香、合谷；②经外奇穴：印堂；③胆经：风池；④督脉：上星；⑤胃经：足三里；⑥肺经：太渊；⑦膀胱经：膈俞；⑧脾经：

阴陵泉。

（2）经穴释义：迎香、上星、印堂疏通鼻部经气，清肺泻热；风池、合谷祛风泻热，利胆通窍；膈俞、太渊活血散瘀消肿；阴陵泉健脾利湿。

（3）照图刮拭顺序：①前发际；②面部；③后发际；④背部；⑤手腕掌侧；⑥手背；⑦小腿前侧；⑧小腿内侧。

（二）小提示——减少刺激治鼻炎

（1）尽量戒掉烟酒，注意饮食和环境卫生，避免粉尘物等长期刺激。

（2）不要长期使用鼻腔减充血剂，有可能会造成"药物性鼻炎"。

（3）要积极治疗，感冒鼻塞加重时，不可用力抠鼻，以免引起鼻腔感染。

四、急性鼻窦炎

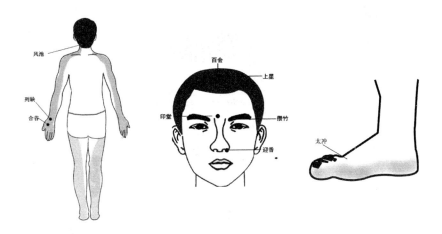

急性鼻窦炎是由多种原因引起的鼻窦部化脓性炎症，表现为鼻塞，嗅觉暂减或消失，鼻涕多且呈黏液性或脓性，不易擤尽，痰多，头痛，在咳嗽、低头用力时加重。

（一）刮痧小妙招

（1）有效经穴：①大肠经：迎香、合谷；②肺经：列缺；③经外奇穴：印堂；④肝经：太冲；⑤督脉：百会、上星；⑥胆经：风池；⑦膀胱经：攒竹。

（2）经穴释义：迎香位于鼻旁，通调手阳明经气，泻热通窍；攒竹为足太阳经穴，其脉起于鼻根，宣通鼻窍，兼以治头痛；百会、印堂、上星清热通窍，醒脑止痛；合谷、列缺、风池祛风宣肺；太冲疏肝利胆。

（3）照图刮拭顺序：①头顶；②前发际；③面部；④后发际；⑤小手臂掌侧；⑥手背；⑦足背。

（二）小提示——急性鼻窦炎要注意

（1）清洁鼻腔，去除积留的脓涕，保持鼻腔通畅。
（2）面对环境粉尘、污染，应戴口罩，避免细菌进入鼻腔。
（3）禁食辛辣刺激食物，戒除烟酒。

五、慢性鼻窦炎

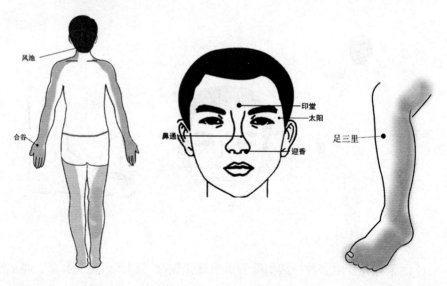

慢性鼻窦炎多由急性鼻窦炎反复发作而形成，且变态反应、牙源性疾病、气压损伤、外伤等皆可引起。表现为脓涕多，嗅觉障碍，头闷痛或饨痛，头昏，记忆力减退，注意力不集中，牙源性鼻脓涕有恶臭。

（一）刮痧小妙招

（1）有效经穴：①经外奇穴：印堂、太阳、鼻通；②胆经：风池；③

大肠经：迎香、合谷；④胃经：足三里。

（2）经穴释义：印堂、鼻通通鼻窍而清邪热；合谷、迎香疏调手阳明经气，清肺泻热；风池为足少阳经、阳维脉交会穴，有疏风解热、清脑开窍之功；太阳疏经气，止头痛。

（3）照图刮拭顺序：①面部；②后发际；③手背；④小腿前侧。

（二）小提示——预防感冒是关键

（1）积极预防感冒，在上呼吸道感染期及时治疗。

（2）治疗邻近病灶，如慢性扁桃体炎等。

第十六节　咽喉科

一、急性喉炎（急喉暗）

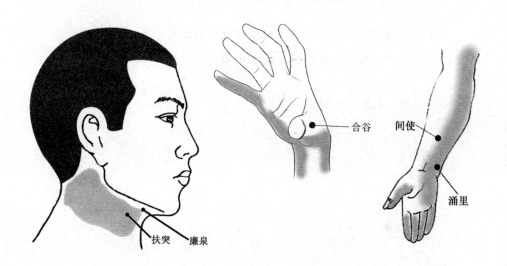

急性喉炎是喉黏膜的急性炎症，常为急性上呼吸道感染的一部分。临床表现为初起喉部发痒，发干，微痛，随之很快出现声嘶，乃至失音，常有突然阵咳，咳出稠厚黏脓性痰液则止，成人以局部症状为主，全身症状一般较轻。

（一）刮痧小妙招

（1）有效经穴：①任脉：廉泉；②大肠经：合谷、扶突；③心经：通里；④心包经：间使。

（2）经穴释义：廉泉为任脉与阴维之会，为局部取穴，以清利咽喉，消肿止痛；合谷有疏散风热、清利咽喉的功效；扶突疏通咽喉经气，开音宁神；通里是治暴暗不言的有效穴；间使清热利咽。

（3）照图刮拭顺序：①颈前；②上肢内侧；③上肢外侧。

（二）小提示——急性喉炎莫轻视

（1）房间开空调，建议一般两个小时打开窗户一次，通风半小时左右。空调温度调节在 24-26 摄氏度为宜。

（2）注意减少感染机会，在有外感的情况下，要注意戴口罩预防。

（3）说话不要声嘶力竭，讲话时如果感到不适，可以稍微休息一下。如出现声音嘶哑一定要少讲话，不要过度用声。

二、咽喉炎

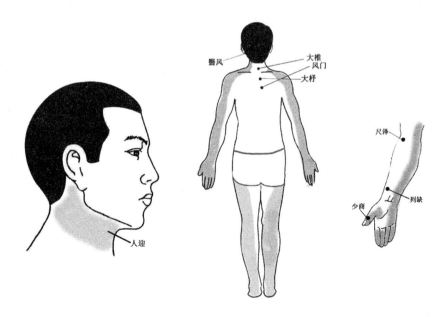

咽喉炎指咽喉黏膜的炎症性改变。临床表现自觉咽喉部干燥，灼热，瘙痒，刺激感，似有异物存在，咽喉疼痛，咳嗽，痰多黏稠，发声嘶哑，甚至失音，可伴有怕冷、发烧、头痛、身痛、食欲不振等全身反应。

（一）刮痧小妙招

（1）有效经穴：①膀胱经：大杼、风门；②督脉：大椎；③胃经：人迎；④肺经：尺泽、列缺、少商；⑤三焦经：翳风。

（2）经穴释义：人迎疏通咽喉经气，利咽化痰；列缺为肺经络穴，祛风散寒，宣肺化痰，利咽开音；尺泽为肺经合穴，宣肺理气，清热化痰；少商清利咽喉；大椎能加强散风清热解毒之效；大杼、风门疏风散热。

（3）照图刮拭顺序：①耳垂后；②前颈；③脊背部；④肘掌侧；⑤小手臂掌侧；⑥拇指桡侧。

（二）小提示——咽喉肿痛需谨慎

（1）严禁烟、酒、辛辣饮食。
（2）营养搭配合理，谷肉果菜，食养尽之。
（3）室内要寒暖适宜，劳逸要结合。
（4）发病期戒多言。言多损气，气损致津伤。
（5）应注意锻炼身体，参加适当的体育活动。

三、急性扁桃体炎

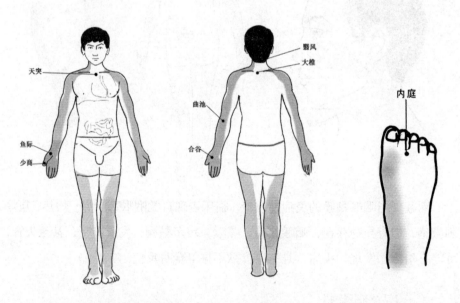

急性扁桃体炎是咽部淋巴组织的急性感染性病证，其病变以扁桃体最为显著。在疲劳、受冷、受湿等后易诱发。常见于冬、春季，儿童发病最多。临床表现为起病急骤，高热，头痛，全身不适，可作恶心呕吐，咽痛，吞咽困难，咽部充血。

（一）刮痧小妙招

（1）有效经穴：①肺经：少商、鱼际；②三焦经：翳风；③任脉：天突；④大肠经：合谷、曲池；⑤胃经：内庭；⑥督脉：大椎。

（2）经穴释义：少商为肺经之井穴，是泻热之要穴；合谷泻肺经邪毒而利咽喉；曲池能增强清热败毒之效；鱼际乃肺之荥穴，泻肺经之火；天突清肺利咽；内庭清泻阳明郁热，散火解毒定痛；大椎能加强疏风散热解毒之效；翳风是治疗扁桃体炎的有效穴。

（3）照图刮拭顺序：①耳垂下；②颈前；③脊上；④肘外侧；⑤手背；⑥手掌；⑦足背。

（二）小提示——规律作息抵万金

（1）注意休息，避免熬夜、劳累。
（2）锻炼身体，增强体质，提高机体的抵抗能力。

四、慢性扁桃体炎

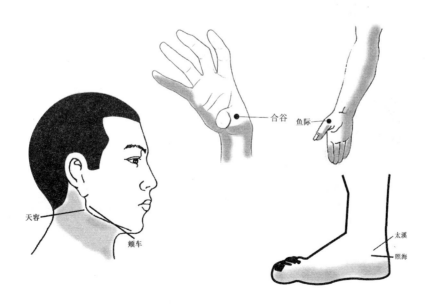

慢性扁桃体炎指常有扁桃体急性炎症发作史及扁桃体周围脓肿病史，一般有咽部不适，头痛，四肢乏力，消化不良，易感疲劳，夜间低热等，扁桃体有时过于肥大而妨碍呼吸或吞咽，但有的患者可全无自觉症状。

（一）刮痧小妙招

（1）有效经穴：①胃经：颊车、足三里；②肾经：太溪、照海；③小肠经：天容；④肺经：鱼际；⑤大肠经：合谷。

（2）经穴释义：颊车可疏通咽喉经气，消肿利咽；足三里清肺泻胃，清咽利喉；天容内当扁桃体部，疏通患部壅滞气血，使喉核得养；合谷能通利头面五官，清利咽喉；太溪肾经原穴，以滋阴降火，导虚火下行；照海清热降火，养阴润咽；鱼际清心肺利喉核宁神志。

（3）照图刮拭顺序：①头面部；②手背；③手掌；④足内踝；⑤小腿前侧。

（二）小提示——远离污浊养身心

（1）爱护口腔卫生，养成良好的生活习惯。
（2）应戒除烟酒，忌辛辣，多饮水，补充营养。

五、慢性喉炎

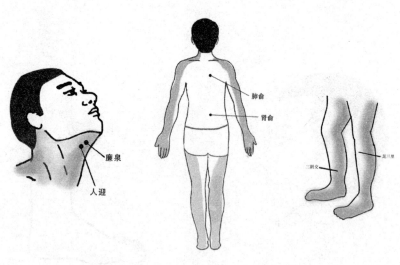

慢性喉炎是喉黏膜的慢性非特异性炎症，又称慢性非特异性喉炎。炎症可存在喉的各部，但主要表现为声带和室带的炎性病变，是造成声音嘶哑的主要原因，本病与职业有一定关系，临床上以慢性嘶哑、迁延难愈为主要表现。

（一）刮痧小妙招

（1）有效经穴：①膀胱经：肺俞、肾俞；②脾经：三阴交；③胃经：足三里、人迎；④任脉：廉泉。

（2）经穴释义：肺俞宣肺利咽；肾俞补肾滋阴润喉；廉泉通络开窍，利喉开音；足三里清咽利喉，调理肠胃；人迎为局部取穴，可直接调节喉部经气；三阴交能健脾化湿，理血调经。

（3）照图刮拭顺序：①背部；②颈部；③下肢外侧；④下肢内侧。

（二）小提示——避免刺激防喉炎

（1）经常开窗通风，保持空气流通，这是治疗慢性咽炎的有效措施。

（2）注意口腔卫生，多吃一些含维生素 C 的水果和蔬菜，以及富含胶原蛋白和弹性蛋白的东西。早晚可用淡盐水漱口，再喝一杯淡盐水，可清洁和湿润咽喉，预防细菌感染。

（3）进行饮食调养，以清淡易消化饮食为宜，再辅助一些清爽去火、柔嫩多汁的食品摄入。多喝水及清凉饮料，但饮料不能太浓。忌食烟、酒、姜、椒、芥、蒜及一切辛辣之物。

第十七节　口腔科

一、牙周炎

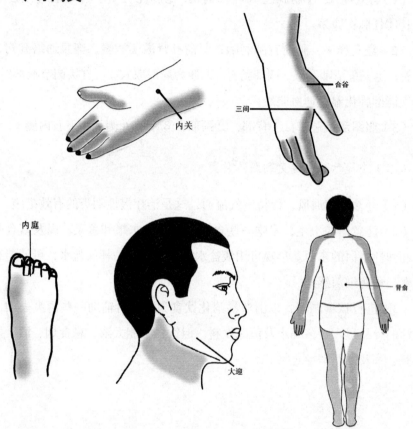

牙周炎是牙齿周围组织长期发炎，牙槽骨逐渐被破坏最终导致牙齿松动脱落的一种疾病。表现为牙龈出血，龈缘溢脓，口臭和牙齿松动，局部淋巴结肿大。

（一）刮痧小妙招

（1）有效经穴：①大肠经：合谷、三间；②胃经：内庭、大迎；③膀胱经：肾俞；④心包经：内关。

（2）经穴释义：合谷、三间为手阳明经穴，有清热泻火、消肿止痛之功；内庭、大迎泻足阳明热邪，利齿止痛；肾俞滋阴降火，引火归元；内关清心降火。

（3）照图刮拭顺序：①面部；②手背；③足背。

（二）小提示——保护牙齿终受益

（1）勿吃过硬的食物，少吃过酸、过冷、过热的食物。保持大便通畅。睡前不吃糖、饼干等淀粉之类的食物。发现蛀牙要及时就医。

（2）注意口腔卫生，养成早晚刷牙、饭后漱口的良好习惯。要应用"横颤加竖刷牙法"，刷牙运动的方向与牙缝方向一致，可达到按摩牙龈的目的，又可改善牙周组织的血液循环，减少牙病所带来的痛苦。

（3）患者宜多吃南瓜、西瓜、荸荠、芹菜、萝卜等清胃火及清肝火的食物，忌酒及热性动火食品。

二、牙痛

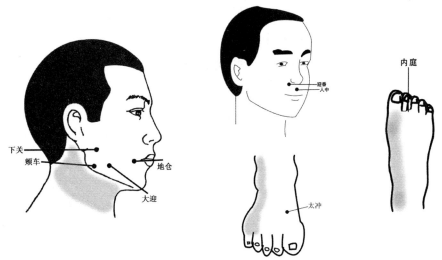

牙痛是指牙齿因各种原因引起的疼痛，为口腔疾患中常见的症状之一，可见于龋齿、牙髓炎、根尖周炎、牙外伤、牙本质过敏等。大多由于不注意口腔卫生，或不正确的刷牙习惯，或维生素缺乏，使得食物残渣遗留口腔，滋生细菌，牙齿长出牙垢、牙石，长期刺激而导致疼痛。中医学认为其乃风热毒邪留滞脉络或肾火循经上扰或肾阴不足，虚火上扰而致。其临床表现以牙痛为主，可伴有牙龈肿胀、咀嚼困难、口渴口臭、时痛时止、遇冷热刺激痛、面颊部肿胀等。

（一）刮痧小妙招

（1）有效经穴：①大肠经：合谷、迎香；②胃经：颊车、地仓、下关、内庭；③肝经：太冲；④督脉：人中；⑤人脉：天池。

（2）经穴释义：①合谷配下关：清热止痛，主治阳明热邪上扰之牙痛；②迎香：疏散风热，通利鼻窍；③颊车：祛风清热，开关通络；④地仓：祛风止痛，舒筋活络；⑤人中：醒脑开窍。

（3）按图刮拭顺序：面部。

（二）小提示——牙痛刮痧分种类

用刮痧的方法也要先分清是哪种牙痛，再选择用什么样的手法。风火牙痛、实火牙痛采用泻法，虚火牙痛采用补法。

（1）风火牙痛：取刮板以 45 度倾角刮拭头后部风池穴和上肢内侧外关穴。刮风池穴和外关穴都可以疏风解表，治风火牙痛。

（2）实火牙痛：取刮板以 45 度倾角刮拭手背二间穴和足背部内庭穴。二间穴、内庭穴均为荥穴，可清热泻火，治实火牙痛。

（3）虚火牙痛：取刮板以 45 度倾角刮拭太溪穴和行间穴。太溪穴是足少阴经原穴，可滋阴补肾。行间穴为足厥阴经荥穴，可清热降火，两者结合可治疗虚火牙痛。

第十八节　眼科

一、白内障

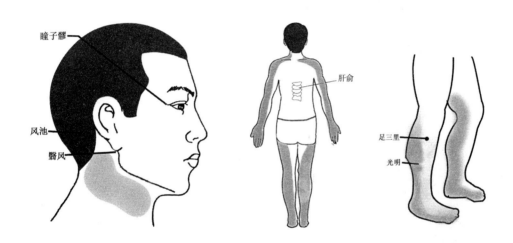

　　白内障指晶状体由于年龄因素、系统疾患、眼部疾患、先天因素和外伤等引起混浊的统称。其中以老年因素引起的发病率最高，临床表现为早期自觉眼前有固定不动的黑点或如蝇飞蚊舞，或如隔轻烟薄雾，多先患一眼，继则两眼俱病，可随晶体混浊进展，视力障碍逐渐加重，最后可仅有光感。

（一）刮痧小妙招

（1）有效经穴：①胆经：瞳子髎、风池、光明；②三焦经：翳风；③膀胱经：肝俞；④胃经：足三里。

（2）经穴释义：风池是治眼病的有效穴，更能疏导目系，行血化瘀；瞳子髎系就近取穴，可疏通眼区阻滞之气；光明条达肝胆两经气血，是明目的有效穴；肝俞滋养肝肾；足三里健脾和胃，化生气血。

（3）照图刮拭顺序：①目外眦；②耳垂后；③后发际；④脊背部；⑤小

腿前侧；⑥小腿外侧。

（二）小提示——遇到疾病快就医

（1）病情不能缓解或较重者，建议寻求医生治疗，避免延误或加重病情。

（2）白内障早期不痛不痒，极难被发现，建议定期做眼部检查。

（3）平时注意多饮水，避免机体缺水，多补充维生素 C。

（4）用眼有度，避免眼睛疲劳。

二、青光眼

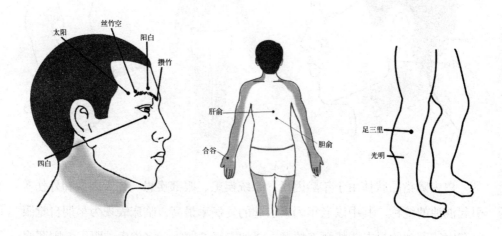

青光眼指病理性高眼压合并视功能障碍的眼病，发作时患者瞳孔散大，瞳孔内出现青绿色的反光。临床表现为早期出现虹视，继而伴有剧烈眼胀，眼痛，视力极度下降，患眼同侧偏头痛，恶心，呕吐，甚至体温升高和心跳加快等。

（一）刮痧小妙招

（1）有效经穴：①三焦经：丝竹空；②膀胱经：攒竹、肝俞、胆俞；③经外奇穴：太阳；④胃经：四白、足三里；⑤胆经：阳白；⑥大肠经：合谷；⑦脾经：三阴交。

（2）经穴释义：肝俞补益肝肾，养血行血；足三里、三阴交益气健脾，化生气血；攒竹意在疏通眼区阻滞之经气；太阳为经外奇穴，有泄热止痛消肿的作用；合谷调气和血养目；阳白可清泻肝胆之火；丝竹空可疏导眼部经气。

（3）照图刮拭顺序：①眼眶四周；②脊背部；③手背；④小腿前侧；⑤小腿内侧。

（二）小提示——讳疾忌医要不得

（1）病情不能缓解或较重者，建议寻求医生治疗，避免延误或加重病情。

（2）早发现、早治疗是控制青光眼最好的办法。

（3）在饮食上要吃容易消化的食物，不要大量饮水，不要吃刺激性食物，保持大便通畅。

（4）平时注意养护眼部，当眼睛感到疲劳的时候应该及时休息。

（5）传统疗法无效时，宜尽早实施手术。

三、假性近视

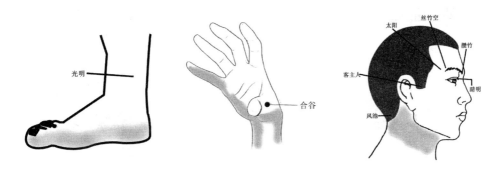

假性近视是一种屈光不正的眼病。外观眼部一般无明显异常，只是眼在调节静止状态下，平行光线经眼屈光后所成焦点在视网膜之前，故患眼对远距离的物体辨认发生困难，即近看清楚，远视模糊。临床表现为视力减退，视物模糊等。

（一）刮痧小妙招

（1）有效经穴：①经外奇穴：太阳；②膀胱经：攒竹、睛明；③三焦经：

丝竹空；④胆经：风池、光明、客主人（上关）；⑤大肠经：合谷。

（2）经穴释义：攒竹是治眼疾的常用穴，有清肝明目的作用；睛明可疏通调和局部气血；风池为治眼疾的常用穴，有疏通目窍、调和眼部气血的作用；丝竹空配太阳疏通眼睑局部郁热；合谷清阳明之热；上关是治近视眼的有效穴。

（3）照图刮拭顺序：①眉内侧；②眉外侧；③眉梢下侧；④目内眦；⑤后发际；⑥手背；⑦小腿外侧。

（二）小提示——保护视力要牢记

（1）平时养成良好的用眼习惯，阅读和书写时保持端正的姿势。

（2）学习和工作环境照明要适度，照明应无眩光或闪烁，黑板无反光，不在阳光照射或暗光下阅读或写字。

（3）定期检查视力，对验光确诊的近视应佩戴合适的眼镜，以保持良好的视力及正常调节与集合。

（4）加强体育锻炼，注意营养，增强体质。

四、迎风流泪症

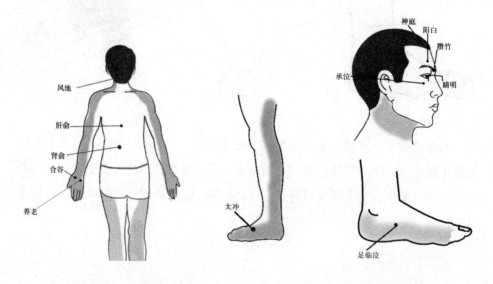

迎风流泪症指遇风后泪液不能自主地溢出眼外。多因泪腺本身的病变及药

物作用所引起，也有中枢性和神经反射性以及全身疾病引起者。临床有的患者双目不痛不痒，不流泪，遇风则有泪出，无风即止，泪液清稀无热感；部分患者眼睛红肿，迎风加剧，流泪伴有热感等。

（一）刮痧小妙招

（1）有效经穴：①督脉：神庭；②膀胱经：睛明、攒竹、肝俞、肾俞；③胃经：承泣；④胆经：风池、足临泣、阳白；⑤大肠经：合谷；⑥肝经：太冲；⑦小肠经：养老。

（2）经穴释义：睛明、攒竹为治眼部疾病的重要穴位，可疏通局部气血；肝俞、肾俞有补益精血之功；神庭是治流泪症的有效穴；足阳明经承泣穴以清脾胃湿热，合谷、太冲调和气血养目；风池、阳白有疏通眼区经络、清脑明目、破瘀生新之功；养老有清热利湿、活络明目之效。

（3）照图刮拭顺序：①后发际；②面部；③背腰部；④腕背侧；⑤手背；⑥足背。

（二）小提示——用眼卫生需注意

（1）养成良好的个人卫生以及个人习惯才行，不能用手随意揉弄眼睛，否则眼睛会受到感染，如果受到感染的话，可以使用对应的眼药水进行护理。

（2）一般比较轻微的迎风流泪，只要坚持使用眼药水，情况就会出现好转，如果严重的话，就需要去医院进行泪道冲洗的手术。

（3）多喝温开水，多进行体育锻炼增强免疫力，平时不要让眼睛过度劳累，不要熬夜，疲劳的时候可以注视一下远方，也可以做做眼保健操。

五、慢性结膜炎

慢性结膜炎可由急性结膜炎迁延而来，也可由毒性弱的致病菌感染所致。临床表现多为异物感，轻痒，睡眠不好或疲劳时可加重。

（一）刮痧小妙招

（1）有效经穴：①膀胱经：心俞、肝俞、攒竹；②胆经：瞳子髎、足临泣；③胃经：足三里、内庭；④大肠经：曲池。

（2）经穴释义：瞳子髎可疏通眼部经气；攒竹为足太阳膀胱经穴位，引导气血上行充养目窍；足三里调肠胃经气；曲池泻阳明之热；承泣是治眼疾的常用穴；肝俞滋补肝肾。

（3）照图刮拭顺序：①眉内侧；②目外眦；③脊背部；④肘外侧；⑤小腿前侧；⑥足背。

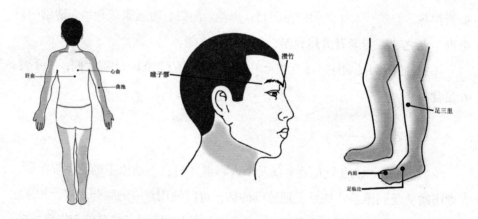

（二）小提示——注意卫生祛病毒

（1）病毒感染可能迅速传播，要经常洗手，不要擦眼，不要与他人共用毛巾。

（2）眼睛红肿时，不宜佩戴角膜接触镜，不宜进行眼部化妆，一旦发现眼部感染，要及时向医生求助。

（3）在外洗脸时，要注意及时使用消毒纸巾或一次性的消毒毛巾及时把眼睛擦拭干净。

六、急性结膜炎

急性结膜炎是由细菌或病毒感染引起的一种急性传染性疾病，主要表现为结膜充血和分泌物增多，呈黏液性或脓性，伴有眼睑肿胀，瘙痒，异物感，畏光灼热，眼痛等。

（一）刮痧小妙招

（1）有效经穴：①大肠经：臂臑、合谷；②肝经：太冲；③膀胱经：睛明；④经外奇穴：太阳；⑤胆经：风池；⑥督脉：上星。

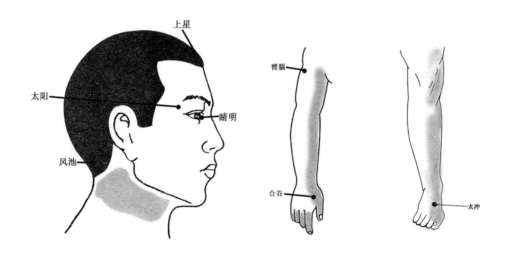

（2）经穴释义：目为肝窍，手阳明、太阳、少阳经脉均循于眼区，故取手阳明经之会穴臂臑、原穴合谷调节阳明经气以泻风热；足厥阴原穴太冲配足少阳风池，肝胆相表里，能平肝泻火，又能清热散风；睛明能宣泄患部之郁热；太阳、上星清火泄热之力尤著。

（3）照图刮拭顺序：①后头部；②前头；③面部；④上肢外侧；⑤下肢内侧。

（二）小提示——切断传播防传染

（1）当一眼发病而另一眼尚未感染时，应注意防止健眼被污染。对患眼滴眼药时，应偏向患侧，睡觉时亦应如此。

（2）为切断"患眼—水—健眼"的传播环节，患者禁止到公共浴池、游泳池等公共场所洗澡、游泳。

（3）避光避热，少用眼，不要长时间看书、看电脑、看电视，出门时可戴太阳镜，避免阳光、风、尘等刺激。

七、弱视

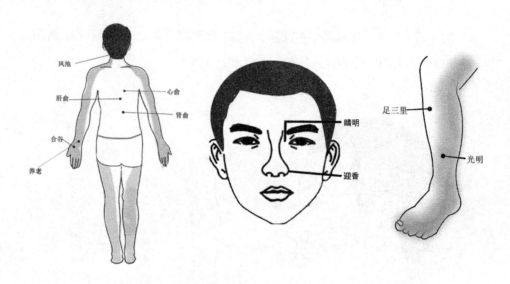

　　弱视指眼球没有器质性病变而矫正视力低下者。弱视发生在视觉发育的早期，是双眼所受刺激不平衡的结果。临床表现为视力低下、视物不清等。

　　（一）刮痧小妙招

　　（1）有效经穴：①膀胱经：肾俞、心俞、肝俞、睛明；②胆经：风池、光明；③大肠经：合谷、迎香；④小肠经：养老；⑤胃经：足三里。

　　（2）经穴释义：肝俞、肾俞有调补肝肾、养血明目的作用；睛明可通调局部气血；风池配合谷调气活血养目；光明为明目之有效穴；迎香局部取穴，疏通局部经络；养老有清热利湿、活络明目之功；足三里调理胃肠经气，使脾胃化生气血，充养目窍。

　　（3）照图刮拭顺序：①背部；②后头部；③面部；④上肢外侧；⑤下肢外侧。

　　（二）小提示——预防眼疾胜治疗

　　（1）孕期预防传染病，分娩时慎用产钳。提高孕期保健水平，降低对婴幼儿脑与视觉器官的损伤。

（2）尽早发现可引起弱视的疾病。对斜视、屈光不正、屈光参差、先天白内障、上睑下垂、眼睑血管瘤等及时治疗，避免引发弱视。避免长时间遮盖眼睛，影响儿童眼睛发育，引发弱视。

（3）定期普查视力和屈光状态，发现弱视后要及时就诊治疗，以免贻误最佳治疗时机。

八、视力模糊

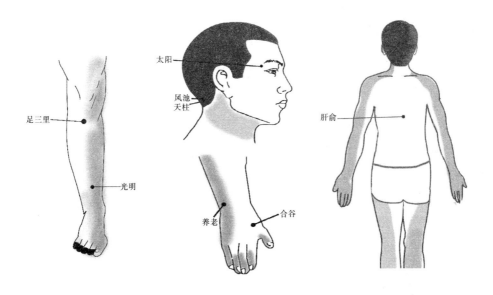

视力模糊是可在多种疾患中出现的眼部常见症状，多伴有神疲少眠，头晕目眩，目涩畏光，目系掣痛等。

（一）刮痧小妙招

（1）有效经穴：①经外奇穴：太阳；②胆经：风池、光明；③小肠经：养老；④膀胱经：天柱、肝俞；⑤大肠经：合谷；⑥胃经：足三里。

（2）经穴释义：风池有疏通眼区经络、清脑明目、破瘀生新之力；养老有活络明目之功；光明是明目的有效穴；合谷调和气血养目；太阳清头眼热毒，明目；天柱为治视力模糊的有效穴；足三里生化气血，充养目窍。

（3）照图刮拭顺序：①外眼角上侧；②后发际；③脊背部；④手腕背侧；⑤手背；⑥小腿前侧；⑦小腿外侧。

（二）小提示——喝茶驱走模糊眼

（1）枸杞茶：取枸杞子加水煎煮30分钟，待温凉后代茶饮用，对眼睛酸涩、疲劳、视力模糊有很好的辅助治疗作用。

（2）公英茶：取蒲公英泡或水煎饮服，滋阴补肾，清肝明目，可以有效改善眼睛疲劳现象。

（3）决明子茶：取决明子泡茶饮用，有清热、明目、补脑髓、镇肝气、益筋骨的作用。